EPILEPSIA

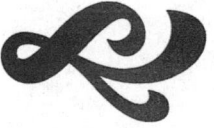

Doctor
Abel Cruz

EPILEPSIA

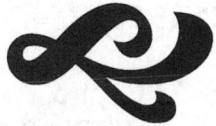

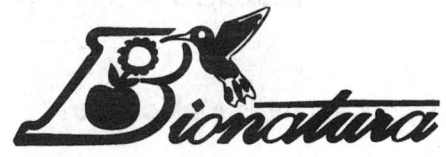

Doctor
Abel Cruz

Epilepsia

1a Edición Febrero 2006
© Epilepsia

© Dr. Abel Cruz Hernández
D.R. © 2006 Bionatura, S.A. de C.V.
Oaxaca No. 23 esq. Puebla, Col. Roma
salida del metro Insurgentes C.P. 06700,
México, D.F. Tel 55 25 28 77

Parque Juárez No. 23 Centro,
Tulancingo, Hidalgo. Tel (775) 3 40 42

© 2006, Para esta edición Ediciones Koala S.A.
de C.V.

Portada: Julio Cervantes Maldonado

ISBN: 970-791-038-0

Ninguna parte de este libro puede reproducirse, transmitirse o almacenarse bajo ninguna forma o por ningún medio, electrónico, mecánico, fotocopia o grabación, ni por ningún sistema de almacenamiento o recuperacion de información, sin permiso por escrito del autor.

Impreso en México
Printed in México

CONTENIDO

I	Introducción	7
II	¿Quién tiene el control de tu cuerpo?	11
III	Los neurotransmisores	21
IV	Funciones del sistema nervioso central	27
V	¿Qué es la epilepsia?	37
VI	Tipos de crisis epilépticas	47
VII	Epidemiología de la epilepsia	53
VIII	Causas de la epilepsia	55
IX	El aura de las crisis	65
X	Síntomas de la epilepsia	67
XI	Reconocimiento de las crisis no epilépticas	71
XII	Atención inmediata de una crisis epiléptica	79
XIII	Complicaciones de la epilepsia	83
XIV	Tratamiento alopático tradicional	85
XV	Tratamiento alternativo de la epilepsia	89
XVI	Terapia nutricional	91
XVII	Recetario para la epilepsia	119
XVIII	Frutoterapia para epilepsia	147
XIX	Jugoterapia para la epilepsia	159
XX	Fitoterapia para la epilepsia	169

XXI   Acupuntura y acupresión 187
XXII Actividad física en la epilepsia 201
XXIII Aromaterapia 215
XXIV Cromoterapia en la epilepsia 227
      Comentario final 235

I. INTRODUCCIÓN

Siéntete libre, es parte del título de este libro que está dirigido a las personas que tienen que vivir una o varias etapas de su vida con una enfermedad antigua llamada epilepsia. Esta enfermedad llena de mitos y creencias que la han transformado en una carga muy pesada y que te convierte en esclavo de los medicamentos y de los médicos, que te limita y cambia completa y desfavorablemente tu vida.

Al pensar en el título del libro, quise transmitirle a las personas con epilepsia, la esperanza de una buena calidad de vida, de sentirse libres, de invitarlos a buscar tener una vida tan normal como la de cualquier otra persona. El contenido del libro te ofrece precisamente eso, terapias alternativas y naturales que junto con una terapia tradicional, rompen con las cadenas que te atan a las crisis epilépticas y todo lo que les acompaña.

Pero primero que nada, es importante saber que es la epilepsia, porqué se presenta; qué pasa dentro de tu cuerpo, en tu cerebro que te mantiene al borde de esos ataques. Cómo se puede manifestar una crisis epiléptica, cuántos tipos de epilepsia hay, cuántos la padecen en México y en todo el mundo, porqué desarrollaste esa enfermedad, cuáles son los factores que te pueden desencadenar una crisis, sus síntomas y sus complicaciones.

Además, es muy importante que sepas qué es realidad y que no lo es, sobre todo, lo que se dice y se creé de los mitos de la epilepsia, para que a partir de lo que si es real en la epilepsia, sepas cómo enfrentarla, eleves tu autoestima; creas en ti y arranques con todas esas creencias falsas que limitan tu vida y tu desarrollo. Para que reinicies tus planes de vida, formes tus estrategias y comiences un camino lleno de esperanza hacia el logro de tus sueños y de tus metas, sin ninguna piedra o pensamiento que te limite.

Claro que para lograr todo esto necesitarás mejorar tus hábitos, cambiar todas y cada una de las malas costumbres que tenemos en la vida; deberás voltear hacia el naturismo como una nueva filosofía de vida que te ayudará a eliminar de tu cuerpo toxinas y venenos que día con día alteran el funcionamiento normal de nuestro cuerpo, al comerlas, respirarlas, olerlas o vivir en este nuevo mundo de todo artificial.

Limpiar tu sangre, desintoxicándote, con una alimentación sana y natural, con las frutas, ejercicio, aromas, colores y plantas, lograrán junto con tu terapia tradicional, controlar esas crisis, hacerlas cada vez menos intensas y más cortas, que se presenten cada vez en períodos mas largos de tiempo hasta que desaparezcan y logres vencerlas.

Aquí encontrarás cómo volverte más poderoso que la epilepsia, y la forma más sana y natural de comenzar a acabar con ella de una vez por todas.

Bienvenidos al Mundo Naturista del Dr. Abel Cruz.

«Y ustedes, ¿quién dicen que soy yo?»
Pedro respondió:
«Tú eres el Cristo de Dios.»
Jesús les hizo esta advertencia:
«No se lo digan a nadie».

Y les decía:
«El Hijo del Hombre
tiene que sufrir mucho
y ser rechazado
por las autoridades judías,
por los jefes de los sacerdotes
y por los maestros de la Ley.
Lo condenarán a muerte,
pero tres días después resucitará.»

Lc. 9, 18-22

**Con infinito amor
para todos mis hermanos
y amigos....**

Dr. Abel Cruz

II. ¿QUIÉN TIENE EL CONTROL DE TU CUERPO?

El sistema nervioso es el gobernador y controlador de todas las funciones, conscientes e inconscientes de nuestro cuerpo.

Este grupo de órganos, está formado por el sistema cerebro-espinal (encéfalo y médula espinal), los nervios y el sistema vegetativo o autónomo.

Es posible comparar al sistema nervioso con una computadora porque las unidades periféricas de la computadora o en el caso de nuestro cuerpo los órganos internos u órganos de los sentidos, aportan una gran cantidad de información a través de los cables o nervios, para que la unidad de procesamiento central (CPU), para nuestro cuerpo el cerebro, acuda a su "memoria", discrimine la información, la analice, decida respuestas y las ejecute.

Sin embargo, la comparación en realidad es muy subjetiva, muy dispareja, casi como comparar una gota de agua con el océano o una estrella con el universo. Y es que, aunque la informática avanza a enormes pasos, día con día, lo que hoy es el último avance informático mañana es obsoleto, aún está muy lejos la mejor computadora, de igualar las funciones, la sutileza, la autonomía y la precisión del cerebro humano, sin pensar en funciones complejas como los sentimientos, el pensamiento y el razonamiento.

Nuestro sistema nervioso central realiza las más altas funciones del cuerpo, ya que atiende y satisface las necesidades vitales de todos los órganos y tejidos que nos forman y da respuesta a todos los estímulos que recibe; ejecuta tres acciones esenciales, que son la detección de estímulos, la transmisión de informaciones y la coordinación general.

El sistema nervioso está subdividido en:

1. Sistema nervioso central, compuesto por la médula espinal y por el encéfalo, que a su vez se subdivide en cerebro, cerebelo y tronco cerebral.

2. Sistema nervioso periférico, es decir, los nervios que salen de la médula espinal y del cráneo y recorren todo el organismo.

3. Sistema nervioso autónomo, constituido por el sistema simpático y el parasimpático, que rigen el control involuntario o automático.

El sistema nervioso, como todo el organismo, también está formado por células, pero éstas son excepcionales por su impresionante diversidad, por la complejidad de sus formas y por la complicadísima red que comunica a unas células con otras. Algunas de estas células son modestamente estrelladas, otras nos recuerdan, por su forma a los animales marinos, como los calamares y las medusas, otras tienen bifurcaciones complejas y existen otras más, en fin, parecen increíbles telarañas con ramificaciones que se extienden en áreas muchas a veces mayores que el cuerpo de la misma célula, estas ramificaciones se conocen como axones y se conectan entre sí formando redes gigantescas.

Es decir, que cada axón está conectado con una dendrita de una neurona colocada a su lado, o con el axón de una neurona situada más lejos. De esta manera forman un complejo entramado que podría asemejarse a los circuitos impresos de la computadora.

Anatómicamente se distinguen en el sistema nervioso dos grandes divisiones:

a) El sistema nervioso central

b) El sistema nervioso periférico

El primero, está alojado en dos estructuras óseas, la caja craneana o cráneo y la columna vertebral. El segundo, es el conjunto de estructuras nerviosas que se ubican fuera del sistema nervioso central.

En el cráneo se encuentra el encéfalo, formado por el cerebro, el cerebelo y algunos órganos del tronco cerebral como la médula oblongada o bulbo raquídeo y el puente de Varolio o protuberancia anular. En la columna vertebral se ubica la médula espinal.

Entre los huesos del cráneo y de la columna vertebral y, el tejido nervioso se encuentra un sistema de membranas que envuelven al sistema nervioso central, llamadas meninges.

En la mayor parte de los animales el cerebro se encuentra en la cabeza. En los vertebrados el cerebro es protegido por el cráneo.

El cerebro es el órgano distintivo del ser humano, aunque pocas veces nos ponemos a pensar en la importancia que tiene dentro de todas nuestras actividades diarias.

Aún nos encontramos en un nivel básico en el conocimiento del cerebro, es el ordenador central del sistema nervioso y, controla directa o indirectamente, todo lo que sucede en nuestro cuerpo y todas nuestras actividades; desde la respiración hasta el razonamiento, desde los movimientos de brazos y piernas hasta el equilibrio, desde la memoria que entendemos como aprendizaje, hasta procesos básicos de la vida como el sueño-vigilia, el apetito, la micción y el control de nuestros esfínteres, etc.

Sabemos muy pocas cosas de su forma de trabajar, sus funciones y especialmente de sus límites; pero con lo que se conoce hasta el momento, es suficiente para definirlo como un órgano especial, rector y sumamente complejo.

En el momento del nacimiento, el peso del cerebro humano, equivale a una quinta parte de su peso definitivo, que es de 1,370 gramos con oscilaciones de hasta 500 grs., en función de la raza, la estatura, el sexo, etc.

Al nacer, el cerebro se presenta con su número máximo de neuronas, las cuales se van perdiendo con el paso de los años, pero el incremento en el tamaño y el peso del cerebro, se da por el crecimiento de los axones con sus vainas de mielina (sustancia que los recubre y participa en su función) y las dendritas de las neuronas.

El cerebro representa el 2 ó 3% del peso corporal de un adulto, pero sus necesidades energéticas y de alimentación son de casi el 20% del total.

Anatómicamente el cerebro es la parte más voluminosa del sistema nervioso central y está dividido por un surco central llamado cisura longitudinal en dos hemisferios, uno derecho y el otro izquierdo, unidos a la vez por el cuerpo calloso.

La superficie de cada hemisferio presenta un conjunto de pliegues que forman una serie de depresiones irregulares, llamadas los surcos o cisuras. La disposición que adoptan estos surcos nunca es igual entre los cerebros de las personas, y también son distintas en ambos hemisferios.

Podemos distinguir entre partes arcaicas del cerebro, como las que regulan la respiración y el comportamiento reproductivo, relacionados con la supervivencia del individuo y de la especie, que ocupan únicamente el 1% del volumen total del cerebro, y partes como la corteza cerebral en la que se llevan a cabo las funciones superiores adquiridas posteriormente.

El cerebro es la parte superior y anterior del encéfalo y el centro supervisor del sistema nervioso. Consta de la materia gris que es la parte superficial del cerebro y se conoce como corteza cerebral y núcleos, y la materia blanca que son las partes profundas a excepción de los núcleos.

El cerebro controla, regula y coordina el funcionamiento y comportamiento del cuerpo, es el responsable principal del equilibrio de las funciones corporales básicas como el latido del corazón, la presión de la sangre, el balance de fluídos y la temperatura del cuerpo; tiene a su cargo también las funciones mentales como la emoción, la memoria y el aprendizaje.

Los dispositivos funcionales primordiales del cerebro son las neuronas, que son células especializadas en el manejo de información. El cerebro humano tiene aproximadamente unos cien mil millones de neuronas, un número similar al de las estrellas de la Vía Láctea.

Aún cuando existen neuronas de múltiples formas, se ha podido establecer que cada neurona tiene en promedio entre 1,000 y 10,000 sinapsis o ligas con neuronas adyacentes. Las neuronas tienen como principal característica la excitabilidad. Las dendritas, reciben la información, podemos calcular que una neurona recibe información directa de varios miles de neuronas y envía información a otras tantas.

Entonces la unidad fundamental del cerebro es la neurona desde el punto de vista estructural, pero el contacto entre neuronas desde el punto de vista informacional es la unidad funcional real. A ese contacto se le conoce como sinapsis.

Una sinapsis está constituida por la terminal de una neurona llamada emisora, la parte de la membrana de otra neurona, llamada receptora con la que casi hace contacto la terminal y, una señal que es la responsable de la transmisión de la información. Esa señal está conformada por pequeñas moléculas químicas que reciben el nombre de neurotransmisores.

La irradiación y la transmisión de información a través de las neuronas sucede gracias a los potenciales eléctricos que recorren la membrana y que obedecen a la propagación de ondas eléctricas que se forman por la salida o entrada, a través de la membrana, de iones de sodio, potasio y cloro que están cargados eléctricamente, con lo cual la célula y sus prolongaciones se comportan como un cable de corriente eléctrica.

En el interior de las células nerviosas predomina el potasio y algunas proteínas también con carga eléctrica, mientras que afuera existe una alta concentración de sodio y cloro. Estas diferencias en la concentración de las moléculas cargadas dan como resultado una diferencia en la distribución de las cargas eléctricas y éste es el lenguaje que entienden las neuronas. Cuando la neurona está en reposo, su interior es más negativo eléctricamente que el exterior, pero esta situación cambia abruptamente cuando la neurona se comunica con otras neuronas.

Los neurotransmisores desempeñan una función como de cartero, llevando la información de neurona en neurona, hasta que se culmina el circuito. Sabemos que algunos de estos circuitos están relacionados con el movimiento, otros con el sueño y otros más con las emociones y la conducta.

Gracias a estos circuitos formados por las neuronas, el cerebro es capaz de procesar información sensorial proveniente del mundo exterior y del interior del cuerpo.

A la parte final del axón, que establece la comunicación con la neurona adyacente, se llama terminal sináptica o presinapsis y se identifica en un gran número de sinapsis por la presencia muy característica de unas estructuras esféricas conocidas como las vesículas sinápticas cuya función es clave para la comunicación interneuronal. En la parte de la neurona que recibe esta comunicación, la neurona postsináptica, no se observan estructuras tan características, pero sí se sabe que están presentes unas proteínas muy importantes, los receptores, encargados de recibir el mensaje que la neurona presináptica quiere comunicar.

Existen, aunque en menor número, otro tipo de sinapsis en las cuales la comunicación entre las dos neuronas es directa y no necesita de un puente químico. Éstas son las sinapsis eléctricas que llevan a cabo una comunicación rápida y sencilla entre las neuronas. Las sinapsis químicas, en cambio, aunque son más lentas, tienen más posibilidades.

Si la neurona cambia a una carga más positiva que la del exterior se genera una onda de información eléctrica conocida como el potencial de acción, el cual se propaga muy rápidamente a través del interior de la célula, en todas direcciones y también a través del axón que, recordemos, tiene en su extremo la terminal por la que se comunicará con la siguiente neurona. Si el potencial de acción al final del axón llega a una sinapsis eléctrica, la información eléctrica pasa directamente a la siguiente neurona, pero si se trata de una sinapsis química lo que sucede es que el cambio en la carga eléctrica abre unos poros por los cuales entran a la célula iones de calcio, muy importantes para el funcionamiento del sistema nervioso. Cuando aumenta la concentración de calcio en la terminación presináptica, la neurona lanza al exterior el químico neurotransmisor que constituirá un puente entre las dos neuronas.

III. LOS NEUROTRANSMISORES

La cantidad de neurotransmisores en las terminaciones se mantiene relativamente constante e independiente de la actividad nerviosa mediante una regulación estrecha de su formación. Este control varía de unas neuronas a otras y depende de la llegada de los nutrientes que los forman a través de la sangre y de la actividad enzimática encargada de su formación y destrucción. La estimulación o el bloqueo de los receptores postsinápticos de las neuronas pueden aumentar o disminuir su formación.

Existen muchas moléculas bioquímicas que actúan como neurotransmisores y se conocen al menos 18 mayores, varias de las cuales actúan de formas ligeramente distintas.

Los aminoácidos conocidos como glutamato y aspartato son los principales neurotransmisores excitatorios del sistema nervioso central (SNC), éstos están presentes en la corteza cerebral, en el cerebelo y en la médula espinal.

El ácido g-aminobutírico (GABA) es el principal neurotransmisor inhibitorio cerebral y deriva del ácido glutámico. Tras la interacción con los receptores específicos para el paso de la información, el GABA es recaptado por la neurona transmisora y transformado. La glicina tiene una acción similar al GABA pero en las interneuronas de la médula espinal.

La serotonina, neurotransmisor y llamada también hormona de la felicidad, está regulada por la captación de triptófano y por la acción de la monoaminooxidasa (MAO).

La acetilcolina es el neurotransmisor fundamental de las neuronas motoras, que controlan los movimientos musculares. Se sintetiza a partir de la colina y la acetilcoenzima A mitocondrial, mediante la colinacetiltransferasa.

La dopamina es el neurotransmisor de algunas fibras nerviosas y periféricas y de muchas neuronas centrales. Tras ser liberada, la dopamina interactúa con los receptores de las neuronas postsinápticas, para el paso de la información.

La noradrenalina es el neurotransmisor de la mayor parte de las fibras simpáticas y muchas neuronas centrales. Su precursor es la tirosina, que se convierte en dopamina y posteriormente en noradrenalina. Cuando se libera, ésta interactúa con los receptores adrenérgicos, proceso que finaliza con su recaptación por las neuronas presinápticas.

La beta endorfina activa muchas neuronas. Este polipéptido es transportado a lo largo del axón y se divide en varios fragmentos específicos.

La metencefalina y leuencefalina están presentes en muchas neuronas centrales. Su precursor es la proencefalina que se sintetiza en el cuerpo de la neurona.

Las dinorfinas son un grupo de 7 péptidos con una secuencia de aminoácidos similar, que coexisten geográficamente con las encefalinas.

La sustancia P es otro péptido presente en las neuronas centrales y en alta concentración en los ganglios de las raíces de la columna dorsal. Se libera por la acción de estímulos dolorosos.

Otros neurotransmisores cuyo papel ha sido estudiado menos son la histamina, la vasopresina, la somatostatina, el péptido intestinal vasoactivo, la carnosina, la bradicinina, la colecistocinina, la bombesina, el factor liberador de corticotropina, la neurotensina y, posiblemente, la adenosina.

En un principio se pensaba que cada neurotransmisor se comunicaba con un solo tipo de molécula receptora y así se hablaba del receptor del GABA, de la dopamina, de la serotonina, etc. Poco a poco se ha ido descubriendo que los receptores de un mismo neurotransmisor no son siempre iguales, sino que existen familias de receptores que, si bien interactúan con el mismo neurotransmisor; tienen diferencias tales en su estructura que obligan a pensar que son moléculas distintas.

Una vez que el mensaje ha sido transmitido, el neurotransmisor; ya finalizada su función, debe dejar de interactuar con el receptor y desaparecer del espacio sináptico para que pueda formarse una nueva comunicación, si es necesario. Existen dos mecanismos de acción que permiten que esto suceda, o el neurotransmisor es destruido o es transportado de nuevo a las neuronas. Estos mecanismos de control de los mensajeros químicos pueden estar alterados en muchas de las enfermedades neurológicas.

Los neurotransmisores pueden clasificarse, desde el punto de vista de su estructura, en tres grandes grupos: los aminoácidos, las aminas y los péptidos. Todos ellos parecen intervenir en el origen y control de las emociones, aunque de algunos de ellos sabemos más que de otros.

Todos estos neurotransmisores bioquímicos, se forman a partir de aminoácidos provenientes de las proteínas que obtenemos a través de la alimentación.

Algunos de estos neurotransmisores participan sobre todo en las funciones motoras, como la acetilcolina, que es el transmisor de las órdenes que las neuronas dan a los músculos voluntarios, pero en muchos casos un solo neurotransmisor puede intervenir en la comunicación de neuronas que controlan funciones muy distintas.

Por ejemplo, la propia acetilcolina participa también en los procesos de la memoria; la dopamina, parece ser crucial en la génesis de trastornos mentales muy severos como la esquizofrenia, pero también está involucrada en el movimiento y su deficiencia es la causa de las alteraciones motoras que se observan en los enfermos de epilepsia o de Parkinson.

IV. FUNCIONES DEL SISTEMA NERVIOSO CENTRAL

El cerebro desempeña funciones sensoriales, motoras y de integración asociadas con diversas actividades mentales; algunos de estos procesos controlados por el cerebro son la memoria, el lenguaje, la escritura y la respuesta emocional.

La superficie del cerebro ofrece repliegues irregulares llamados circunvalaciones cerebrales, más acentuados en el hombre que en cualquier otro animal. El cerebro se compone de una sustancia blanca y de una sustancia gris. Esta última se halla en menor cantidad y es la que forma la corteza cerebral.

La sustancia gris es la parte del cuerpo más noble, porque en ella se halla el asiento de los movimientos voluntarios y de las funciones intelectuales más elevadas y está constituida el núcleo de las neuronas.

Las dendritas forman la sustancia blanca y van unos al cerebelo y otros al bulbo raquídeo, desde donde pasan a la médula. Unos y otros, al salir de los centros nerviosos toman la verdadera estructura de nervios o fibras nerviosas y se distribuyen por todo el cuerpo.

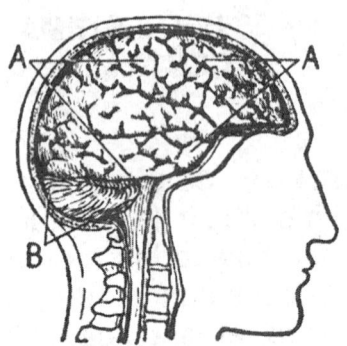

CEREBRO HUMANO
A, Cerebro
B, Cerebelo

El hemisferio izquierdo del cerebro, excepto en los zurdos, rige las funciones del lado derecho del cuerpo, así como el pensamiento lógico, analítico y racional, está especializado en producir y comprender los sonidos del lenguaje, el control de los movimientos hábiles y los gestos con la mano derecha; mientras que el derecho se ocupa de las emociones, los sueños, las percepciones y la creatividad, y está especializado en la percepción de los sonidos no relacionados con el lenguaje como la música, en la percepción táctil y en la localización espacial de los objetos.

Se sabe que el lóbulo occipital, que se encuentra en la parte posterior del cerebro, recibe y transforma las señales visuales; pero además en los lóbulos temporales se gobiernan ciertas sensaciones visuales y auditivas.

Los movimientos voluntarios de los músculos están regidos por las neuronas localizadas en la parte más posterior de los lóbulos frontales, en la llamada corteza motora. Los lóbulos frontales también están relacionados con el lenguaje, la inteligencia y la personalidad.

Las áreas cerebrales que controlan las funciones superiores como la memoria, el pensamiento, las emociones y la conciencia, son más difíciles de localizar. En la corteza cerebral se integran las capacidades cognitivas, donde se encuentra nuestra capacidad de ser conscientes, de establecer relaciones y de hacer razonamientos complejos.

Los lóbulos parietales o laterales del cerebro, se asocian con los sentidos del tacto y el equilibrio. En la base del cerebro un poco posterior, se sitúa el tronco cerebral, que gobierna la respiración, la tos y el funcionamiento cardíaco. Por detrás del tronco se encuentra el cerebelo, que coordina el movimiento corporal manteniendo la postura y el equilibrio.

El cerebelo se encuentra detrás y debajo de los hemisferios cerebrales, igual que el cerebro, consta de dos partes, unidas por una masa central. La materia blanca de su interior lo comunica con otras partes del sistema nervioso, irradiándose de tal forma que se parece a las ramas de un árbol. De aquí el nombre que recibe de árbol de la vida.

El cerebelo es el área silenciosa del encéfalo, y se le conoce así porque su excitación eléctrica no provoca ninguna sensación. Sin embargo, la extirpación del cerebelo hace que los movimientos motores se tornen extremadamente anormales.

El cerebelo es vital para el control de actividades musculares rápidas, como correr, escribir en un teclado, tocar el piano, e incluso hablar. La pérdida de esta zona del encéfalo puede destruir cada una de estas actividades, aunque sin provocar parálisis de los músculos.

La sustancia gris del cerebelo contiene células en las cuales se originan fibras que van a formar sinapsis con los que provienen de otras partes del encéfalo y que penetran al cerebelo. Los impulsos de los centros motores del cerebro, del oído interno y de los músculos estriados de todo el cuerpo llegan al cerebelo. Los impulsos motores del cerebelo son transmitidos hacia los centros motores del cerebro y de la médula con destino a los músculos, para su control.

El cerebelo también recibe señales sensoriales primordiales desde la periferia del cuerpo, estas señales nacen de los paquetes musculares, los órganos tendinosos de Golgi, y los grandes receptores táctiles de piel y articulaciones y, su misión es informar al cerebelo del estado vigente de la contracción muscular, del grado de tensión de los tendones, de la postura de los segmentos corporales y de las fuerzas que actúan sobre estos tejidos del cuerpo. Esta información mantiene al cerebelo constantemente informado del estado físico momentáneo del cuerpo.

El cerebelo es esencialmente importante para controlar las contracciones de los músculos que provocan el movimiento y los que lo regulan, durante los cambios rápidos de posición del cuerpo.

Con los circuitos neuronales apropiados es posible que el cerebelo o alguna otra porción del cerebro conozcan la rapidez y la dirección en que se mueve una parte del cuerpo de 15 a 20 milésimas de segundo antes y a partir de esta información anticipen la posición que deben tener las partes del cuerpo en ese momento. Al parecer, ésta es una de las principales funciones del cerebelo.

Existen circuitos de retroalimentación de información prácticamente independientes entre la corteza motora del cerebro y el cerebelo. La mayoría de las señales de este circuito pasan de la corteza motora a los hemisferios cerebelosos y regresan de nuevo a la corteza motora.

Es razonable pensar que el cerebelo funciona en relación con el control motor de la corteza cerebral en dos formas:

1. Los circuitos de retroalimentación directos de la corteza motora que no incluyen la retroalimentación de las pastes periféricas del cuerpo y,

2. Una retroalimentación similar pero con la modificación de las señales de regreso del cerebelo por información condicionada recibida de la periferia del cuerpo.

La parte más antigua del cerebro humano está formada por el cordón espinal, que consta de la médula y el tallo cerebral, además del cerebro medio.

El bulbo raquídeo o médula oblonga es una prolongación de la médula espinal y es el órgano que establece una conexión directa entre el cerebro y la médula espinal que se encuentra en la columna vertebral.

Es en este nivel de la médula oblonga donde se entrecruzan los nervios que provienen de los hemisferios cerebrales, de modo que los que provienen del hemisferio derecho van a extenderse por todo el lado izquierdo del cuerpo, y viceversa. Esto explica que una persona que sufre un derrame en el hemisferio izquierdo, por ejemplo, sufre una parálisis del lado derecho del cuerpo.

La médula espinal es un cordón lleno de nervios, de color blanco y cilíndrico encerrado dentro de la columna vertebral. Su principal función es conducir, mediante las vías nerviosas de que está formada, la corriente nerviosa que conduce las sensaciones hasta el cerebro y los impulsos de respuesta desde el cerebro a los músculos.

En cada lado de todas las vértebras parten de la médula un par de nervios, cada uno de los cuales tiene dos raíces; una interior y otra posterior. La raíz interior se convierte en un nervio motor, es decir, en un nervio cuyas ramificaciones llegan a ciertos músculos y provocan en ellos contracciones; la raíz posterior se convierte en un nervio sensorial, y sus ramificaciones distribuidas por la piel son los nervios que reciben el sentido del tacto de toda la piel.

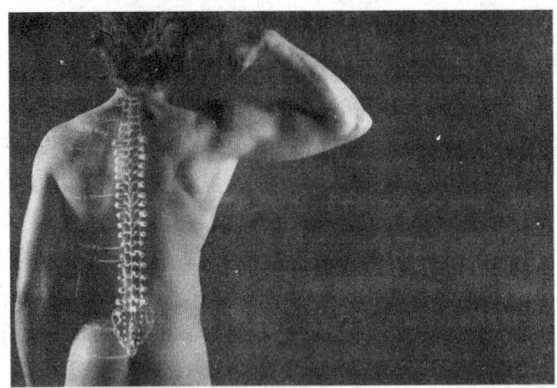

Así como la corteza motora del cerebro es el centro de los movimientos voluntarios; la médula, es el de los movimientos involuntarios, esto se comprueba eliminando el cerebro de un animal y pinchándole el dedo de una pata; así, la pata responderá al estimulo, moviéndose de forma instintiva, como cuando alejamos rápidamente la mano de un objeto que quema.

Los nervios que salen de las raíces vertebrales, sólo sirven para transmitir sensaciones y órdenes, ellos no ordenan nada ni sienten.

Cualquier daño a la médula espinal es una lesión muy compleja. Cada lesión es diferente y puede afectar el cuerpo en varias formas diferentes. Una lesión de la médula espinal puede ocurrir debido a una contusión o daño debido a una enfermedad de la columna vertebral o la médula espinal.

Pero el sistema nervioso central es muchísimo más complejo que un ordenador de informática, ya que está dotado de propiedades que sólo proporciona su naturaleza viva e independiente.

El cerebro se debe nutrir; desde el nacimiento y en especial durante los primeros años de vida y durante toda la infancia, la alimentación determinará la salud y el funcionamiento del cerebro, aún en la edad adulta, los problemas alimenticios relacionados con un aporte deficiente de ciertas sustancias, o con una mala absorción, pueden reducir las funciones del cerebro hasta provocar lesiones irreversibles, afectando entre otras a la concentración, la memoria a corto y largo plazo, la habilidad para comprender, programar y preparar, así como la tendencia a sufrir crisis depresivas, ansiedad, entre muchas otras, incluso vitales.

Como ya vimos, la conexión a través de sustancias químicas, ocurre en todo el cerebro, desde la más simple de las actividades como ordenar el movimiento de un dedo, hasta las funciones más complicadas de la mente, como la concentración mental, la memoria, capacidad de análisis, abstracción, aprendizaje e integración del pensamiento, todas las funciones cerebrales dependen de la capacidad que tenemos de producir estos neurotransmisores o transmisores del impulso neuronal.

En las primeras etapas de vida de un niño, inclusive antes del nacimiento, las neuronas necesitan como materia prima alimentos ricos en proteínas para poder elaborar las sustancias neurotransmisoras que interconectan a las neuronas entre sí, estructuran y ponen en funcionamiento las interconexiones neuronales necesarias para las funciones básicas de la vida, el control de los movimientos musculares, el aprendizaje, la memoria, la imaginación, etc. De tal manera la nutrición es de vital importancia para el correcto funcionamiento del cerebro y la prevención de las enfermedades adquiridas del sistema nervioso.

Con el paso de los años, el número de neuronas tiende a disminuir, pero la inteligencia no, aunque varía su calidad, pero basta que las sinapsis controladas por estos neurotransmisores aprendan a mejorar su funcionamiento, para que se mantengan lo mejor posible las funciones cerebrales.

V. ¿QUE ES LA EPILEPSIA?

La epilepsia se presenta debido a cambios repentinos en el funcionamiento del cerebro. Se trata de una alteración neurológica, que no es contagiosa ni está causada por un retraso mental o daño motor. Algunas personas con retraso mental pueden experimentar ataques epilépticos, pero tener estos ataques no involucra necesariamente el desarrollo de una discapacidad mental.

Una crisis epiléptica ocurre cuando una actividad anormal eléctrica en el cerebro causa un cambio involuntario de movimiento o función del cuerpo, de sensación, en la capacidad de estar alerta o de comportamiento. La crisis puede durar desde unos segundos hasta varios minutos. Hay más de 20 tipos diferentes de crisis epilépticas.

Una crisis con convulsiones únicas y las crisis accidentales no son una epilepsia, ni tampoco pueden considerarse como epilepsia la repetición más o menos frecuente de crisis convulsivas en el curso de una enfermedad aguda. Es decir, no se puede diagnosticar como epilepsia una crisis única aislada o las convulsiones que se pueden presentar en enfermedades como la encefalitis, fiebre elevada, intoxicación por agentes tóxicos, o accidentes que conllevan contusiones cerebrales. Tampoco se supone epilepsia, aquellas crisis cerebrales relacionadas con vértigos, mareos, síncopes, trastornos del sueño o las llamadas pseudocrisis.

La epilepsia es un desarreglo de un número de células nerviosas en el que se presenta una descarga anormal de impulsos nerviosos que son recidivantes y paroxísticos. Esto causa un mal funcionamiento de otras células desencadenando movimientos involuntarios conocidos como convulsiones y la pérdida de la conciencia.

La mayoría de los niños que desarrollan convulsiones en los primeros años de su vida tienden a reducir la intensidad y frecuencia de las convulsiones conforme crecen. En muchos casos de epilepsia, se presenta una desaparición completa en la edad adulta, alrededor del 50% de los casos sucede antes de los 10 años de edad.

Prácticamente cualquier persona puede presentar convulsiones bajo diferentes circunstancias. Cada uno de nosotros tiene un umbral convulsivo que nos hace más o menos resistente a las convulsiones. Las convulsiones tienen distintas causas entre ellas podemos encontrar traumatismos cerebrales, intoxicaciones, lesiones cerebrales, derrames cerebrales, y no son factores exclusivos del sexo, la edad o la raza.

Las características inherentes de la epilepsia radican en su aparición súbita y peculiar manifestación; sin respeto de raza, religión, sexo, posición social o inteligencia de quien la enfrenta. Existen numerosas encuestas, índices, porcentajes y números en torno a la cantidad de personas que padecen la epilepsia, y se ha visto que en promedio del 1.7 al 2.0 % de la población mundial padece algún tipo de epilepsia.

El desconocimiento de lo que es en realidad la epilepsia, su tratamiento y la forma de enfrentarla, radica en la falta de educación para la salud, pedagógica y social de la población en México y en general a nivel mundial. Por ser un padecimiento súbito provoca de inmediato un rechazo a sufrirla y en ocasiones de quien la padece, a tal grado que se ha considerado desde la antigüedad como un castigo divino, mágico, maligno o satánico, dependiendo de cómo se presente en la persona que la padece.

Actualmente se sabe que la epilepsia no es consecuencia de expresiones divinas o mágicas; es decir, la epilepsia no es una enfermedad sobrenatural, y que su aparición se da a consecuencia de la activación irregular y repentina de las neuronas. Dependiendo de la ubicación de estas descargas serán las manifestaciones clínicas de la epilepsia.

Identificar el tipo de crisis epilépticas correctamente, significa describirlas, identificarlas y diferenciarlas de aquellas alteraciones paroxísticas no epilépticas, lo que permite seleccionar de acuerdo a ello su mejor tratamiento.

La epilepsia no es una enfermedad que suele durar toda la vida, se ha visto que la duración media de ésta enfermedad es de 10 a 12 años, la mayor parte de los casos de epilepsia se inactivan con el paso del tiempo, ya sea por su evolución natural o bien por responder de forma satisfactoria al tratamiento. Es muy importante estar concientes de que padecer un síndrome epiléptico no disminuye la esperanza de vida del paciente, y hacer a un lado todos los mitos y dichos que existen alrededor de este padecimiento, éstos son algunos de ellos:

1. Es una enfermedad incurable; falso, como ya vimos casi siempre se autolimita o responde positivamente al tratamiento y regresa el funcionamiento cerebral a la normalidad.

2. Las personas que padecen epilepsia no pueden tener una vida normal, mucho menos trabajar; falso, no se afecta la calidad de vida, tampoco las capacidades mentales, intelectuales y motoras del paciente, así que es una persona cien por ciento capaz. Con un tratamiento adecuado, más del 80% de los individuos con epilepsia permanecen libres de ataques y pueden llevar una vida normal. Sin embargo, deben cumplir con ciertas recomendaciones como no suspender los medicamentos, evitar el consumo de bebidas alcohólicas, trasnochar, y evitar algunos puestos con exposición a contaminantes ambientales de riesgo.

3. Los ataques epilépticos van destruyendo las neuronas del cerebro, por lo tanto el paciente va perdiendo facultades mentales; falso, las crisis convulsivas no afectan ni dañan a las neuronas, por lo tanto, no se afectan sus capacidades o facultades mentales e intelectuales, al terminar la crisis las neuronas recuperan su funcionamiento normal.

4. Los individuos que padecen o padecieron de epilepsia, no pueden volver a ver la televisión, usar videojuegos o trabajar con computadoras. La mayoría de las personas que sufrieron de crisis epilépticas, pueden trabajar con computadoras, usar videojuegos o ver la televisión, lo mismo sucede con casi todos los pacientes que la padecen, mientras mantengan un correcto seguimiento y cumplan con su tratamiento, sin embargo, hay un pequeño grupo de enfermos que es muy sensible a las luces intermitentes. En tales circunstancias, el médico le recomendará evitar ciertas actividades como ir a discotecas o exponerse a videojuegos.

5. Los pacientes con epilepsia, deben suspender sus medicamentos si van a ingerir bebidas alcohólicas; cuidado, es verdad que la mayoría de los medicamentos contraindican el uso simultáneo de bebidas alcohólicas, pero es mejor no suspender el tratamiento aún en el caso de tomar alguna bebida con alcohol, de hecho es preferible no ingerir alcohol, pero si no fuera posible, no debe suspenderse el medicamento.

6. La epilepsia es un evento producido por una posesión espiritual o diabólica; totalmente falso, eso se creía hace miles de años, a consecuencia del retraso en el conocimiento de las enfermedades, por lo tanto se le daban explicaciones místicas. Con el avance en el conocimiento de la fisiología y fisiopatología del cuerpo humano se han desechado por completo esos argumentos, se conocen las causas y cómo superarlas.

7. Existen quienes conciben a la epilepsia como un mal. Provocando con ello una auto devaluación del paciente, renegando de dicho padecimiento y con graves problemas al aceptarlo y aceptarse. Esta creencia o percepción del paciente con epilepsia lo lleva a vivir en tinieblas, de tal forma que el epiléptico no permite descubrirse como ser humano, por lo tanto no puede desarrollar su capacidad y potencial que posee, para tener una vida con una calidad normal; así, conocer la enfermedad, sus causas verdaderas y la manera de controlarla, junto con el apoyo de su familia y del médico, pueden ayudar a cambiar esta alteración psicológica que pueden llegar a sufrir los pacientes con epilepsia.

8. Lo ideal es que todos consideremos a la epilepsia como una situación normal, una enfermedad con la que se puede vivir y desarrollarse, percibiéndola si se padece como una parte de su vida. Enfrentándola día a día, viviendo de manera normal, cumpliendo al pie de la letra su tratamiento y llevar una vida común y corriente. Esta visión provoca que la persona que enfrenta a la epilepsia viva de manera normal, tenga una elevada autoestima y se desarrolle en el campo que desee.

9. La actitud de la sociedad hacia las personas que padecen de epilepsia no es muy positiva, y puede llegar a ser discriminatoria. En la vida diaria y real se observa que los pacientes con epilepsia enfrentan grandes problemas para ser aceptados, lo que se debe en gran parte a los prejuicios que tiene la población incluso los mismos pacientes sobre la enfermedad. Todo ello, como resultado de la pésima educación para la salud y la estigmatización social del padecimiento; esta falsa información repercute en actitudes, reacciones emocionales negativas, discriminación y rechazo.

10. El temor a enfrentarse a las crisis convulsivas súbitas de un hijo o familiar con epilepsia, lleva a tratar de evitarlas a toda costa, por lo que se le prohíbe al enfermo participar en muchas de las actividades propias de su edad, y así muchos de estos pacientes son tratados como minusválidos. Un gran error, las personas con epilepsia deben de ser tratadas como cualquier otra persona y permitirles llevar una vida normal, el médico será el que determine específicamente cuál o cuáles actividades podrían limitarse y con un seguimiento correcto al tratamiento y del conocimiento del aura (síntomas preconvulsivos), su calidad de vida debe ser como la de cualquier persona sana.

Por lo general las características sociales o psicosociales que más se observan al rededor de la epilepsia son:

❑ El temor a las crisis

❑ La sobreprotección familiar

❑ Mala adaptación al sistema de vida

❑ Alteraciones en el ámbito escolar, donde el niño no sigue correctamente el tratamiento para ocultar su padecimiento, casi siempre provocado o aceptado por los padres, ocasionando de esta manera un desarrollo escolar bajo y autoestima de baja calidad.

❑ La carga económica y social ocasionada por el mal manejo del los pacientes y el rechazo laboral.

❑ El encierro al que se somete el paciente.

❑ Padecer de epilepsia normalmente se esconde al mundo exterior por miedo a ser tachado o rechazado.

❑ Baja autoestima y autodevaluación del paciente, lo que repercute en depresión y ansiedad de los pacientes que enfrentan la epilepsia.

La mayoría de las convulsiones son benignas, pero una convulsión que dure un periodo prolongado de tiempo, puede dar lugar a un estado epiléptico grave, situación que puede poner en peligro la vida del paciente y que se caracteriza por convulsiones continuas, pérdida sostenida de la conciencia y dificultad respiratoria.

La epilepsia no convulsiva puede afectar la coordinación física, la visión y otros sentidos. Si las convulsiones no se diagnostican, pueden aparecer trastornos más graves y más difíciles de manejar.

VI. TIPOS DE CRISIS EPILÉPTICAS

Los síndromes epilépticos agrupan a aquellos tipos de epilepsia que teniendo formas de presentación y cursos clínicos similares responden a causas diversas.

Según la Clasificación Internacional de las epilepsias y los síndromes epilépticos (ILAE 1989), se dividen en tres tipos:

a) Parciales: Cuando se originan en un área concreta del cerebro y no hay pérdida de conocimiento.

b) Generalizadas: Cuando hay pérdida de conocimiento y la descarga iniciándose en una parte se extiende a todo el cerebro.

c) Crisis Mixtas: Empiezan con manifestaciones de una crisis parcial, continuando después como una crisis generalizada.

Vamos a revisar las características de cada una de ellas, con la finalidad de conocerlas y diferenciarlas:

Crisis parciales

Son aquellas en las que las manifestaciones clínicas y electroencefalográficas responden a la activación de un área cerebral determinada conocida como foco epiléptico y pueden ser crisis frontales, parietales, temporales u occipitales.

Las crisis parciales pueden ser simples, cuando no existe pérdida de conciencia asociada y complejas cuando sí se pierde.

a) Crisis Parciales Simples. Se pueden presentar de diferente manera, las más comunes son las siguientes:

- Sensación de mal olor.
- Sensación de haber vivido una situación anterior.
- Sensación de que algo sube del estómago a la boca.
- Movimientos de un brazo o una pierna.
- Quedarse sin habla.
- Quedarse mirando fijamente a un sitio durante 5 ó 10 segundos.
- Pérdida por segundos de la interacción con el medio que nos rodea, llamadas crisis de ausencia.

Las **Crisis de Ausencia** no son dramáticas, de hecho muchas de las veces ni siquiera se advierten. Este tipo de epilepsia se conocía anteriormente como pequeño mal, y generalmente comienza durante la niñez, con mayor frecuencia entre los 5 y 10 años de edad, pudiendo presentarse hasta en la edad adulta. Se identifica al observar al niño distraído con pérdida de la relación con el medio ambiente que lo rodea, el niño no cae al piso ni convulsiona y su recuperación es rápida. Los ataques pueden llegar a ser muy frecuentes en un día por lo que su rendimiento escolar puede deteriorarse.

b) **Crisis Parciales Complejas:** Este tipo de crisis parciales conllevan pérdida del conocimiento y suelen comenzar con un movimiento brusco del cuello seguidas de movimientos en brazos y piernas y en otros casos de movimientos conocidos como tics nerviosos. Se recupera la conciencia en poco tiempo, con amnesia posterior para el episodio.

Crisis generalizadas

Estas crisis responden a la activación de ambos hemisferios cerebrales. Las crisis generalizadas pueden ser:

a) Con movimientos asociados o convulsivas

☐ Tónicas
☐ Clónicas
☐ Tónico-clónicas
☐ Mioclónicas

b) No convulsivas

☐ Ausencias
☐ Crisis atónicas

Este tipo de crisis epilépticas son las más conocidas por la sociedad y se les conoce como Gran Mal, conllevan pérdida del conocimiento y caída al suelo secundaria a la pérdida del equilibrio; la crisis suele durar de 2 a 3 minutos, el paciente suele echar saliva espumosa por la boca, y convulsionar con las cuatro extremidades del cuerpo, también puede haber pérdida de orina en el momento en que el paciente está sufriendo la crisis, por la pérdida del control de los esfínteres.

Al finalizar la crisis el paciente se encontrará mareado y desorientado durante unos minutos y no recordará nada de lo que le sucedió durante la crisis y un poco antes de ella. Se encontrará cansado y con dolor de cabeza, sintiendo la necesidad de irse a dormir, por lo tanto hay que dejarlo dormir el tiempo que requiera, ya que este tipo de crisis dejan muy cansado al paciente por las convulsiones.

1. Convulsiones Tónico Clónicas. Conocidas anteriormente como Gran Mal. En algunos casos el paciente puede tener una sensación de inicio (aura), luego se presenta una fase tónica caracterizada por rigidez muscular, puede oírse un grito. Hay pérdida de la conciencia y dificultad para respirar por lo que se puede tormar cianótico (piel color azul). Posteriormente inicia la fase crónica en que se observa movimientos repetitivos de las extremidades. La persona se recupera lentamente y pueden surgir dolores de cabeza y musculares con cierto grado de confusión.

2. Convulsiones Mioclónicas. Son de aparición súbita, simétricas, las contracciones se presentan en los miembros, y pueden no presentar pérdida del estado de conciencia.

3. Convulsiones Atónicas. En éstas se presenta una pérdida momentánea del tono muscular, por lo que se da una caída al suelo. También se puede presentar la pérdida del tono muscular del cuello, por lo que se cae la cabeza. Son muy frecuentes en niños con antecedentes de trauma cerebral, meningitis, ó falta de oxígeno durante el nacimiento.

4. Convulsiones Tónicas. Se presentan con aumento del tono muscular por lo general en la espalda, aunque la rigidez puede extenderse al cuello, los brazos y las piernas. Es común en niños con lesiones cerebrales profundas.

Crisis parciales con generalización secundaria

El 50% de las crisis parciales sufren una generalización secundaria. Son crisis que empiezan con una crisis parcial compleja y luego se generaliza, es decir se convierte en una crisis generalizada.

VII. EPIDEMIOLOGÍA DE LA EPILEPSIA

Son muchos los estudios que se han realizado para conocer las tasas de frecuencia de la epilepsia en todo el mundo, y son muy diferentes las cifras que se han reportado, casi siempre dependiendo del nivel de desarrollo del país que realizó el estudio, las cifras varían entre 1.5 y 60 casos por cada mil habitantes.

La epilepsia aumenta de forma progresiva con la edad en adultos por encima de los 60 años, pero es mucho más frecuente en niños menores de 10 años, y aún más en menores de 5 años, en donde se encuentran alrededor del 25% de todos los reportes. Uno de cada dos casos se presenta antes de los 25 años. En México, los reportes señalan que alrededor del 2.5% de la población total padecen algún tipo de epilepsia.

Las crisis generalizadas mantienen su incidencia y frecuencia desde el nacimiento hasta los 70 años; pero a partir de esta edad experimentan un incremento muy importante. Las crisis parciales mantienen sus cifras desde el nacimiento y sufren un importante incremento en la tercera década de la vida.

Se ha visto que del 35 al 40% de las crisis epilépticas son generalizadas y las parciales van del 45 al 65%. Entre un 10 y un 15% de los casos no se pueden clasificar.

La epilepsia puede empezar a cualquier edad, aunque algunos grupos de edad son más susceptibles que otros, así vemos que:

- El 47% de los casos de epilepsia tienen su primer episodio del nacimiento a los 9 años.

- El 30%, lo presenta de los 10 a los 19 años.

- El 13%, de los 20 a los 29 años.

- El 6% de los 30 a los 39 años, y

- El 4%, después de los 40 años de edad.

Son muy pocos los casos de epilepsia que presentan una transmisión hereditaria y su presencia no impide tener hijos, ya que la posibilidad de que un hijo de padres epilépticos presente epilepsia es sólo de un 6%, a diferencia del 2.5% de la población general. La posibilidad de heredar la epilepsia es mayor cuando la sufre la madre del hijo, en comparación con el padre que la padece.

VIII CAUSAS DE LA EPILEPSIA

El origen del 50 a 75% de los casos de epilepsia no se conocen, ya que aparentemente no existen eventos que pudieran provocar en algún momento de la vida el desarrollo de las crisis epilépticas. Sin embargo, en la mayoría de los casos se adjudica el desarrollo de la enfermedad a un evento traumático o falta de oxigenación durante el nacimiento, a veces más por no saber qué sucedió en esos momentos que por tener evidencias que lo confirmen.

La epilepsia es un trastorno con muchas causas posibles. Cualquier evento que impida o altere el patrón de actividad neuronal normal puede provocar la aparición de una crisis epiléptica. En algunos estudios se ha encontrado que pacientes epilépticos tienen una cantidad elevada de neurotransmisores más activos de lo normal, lo que incrementa la actividad neuronal. En otros estudios, se han observado una cantidad baja de inhibidores de dichos neurotransmisores en los pacientes, lo que también aumenta la actividad de las neuronas, provocando impulsos eléctricos injustificados y desordenados.

Las causas de la epilepsia pueden variar con la edad. Algunas pueden producir crisis en una etapa determinada de la vida y, con el tiempo, dejan de producirlas; otras son las responsables de las crisis durante toda la vida. De cualquier forma, no hay que olvidar que la relación de eventos epilépticos a través de los años, no siempre tiene una evidencia de causa-efecto, así no siempre se podrá definir el hecho que originó una crisis epiléptica.

Entre las principales causas por edad que pueden desencadenar una crisis epiléptica encontramos:

a) Epilepsias neonatales y de la primera infancia

- Lesión cerebral perinatal.
- Enfermedades congénitas.
- Trastornos metabólicos.
- Meningoencefalitis viral o bacteriana.
- Convulsiones neonatales benignas (hereditarias o no hereditarias)
- Espasmos infantiles.

b) Crisis epilépticas durante la infancia (de los 6 meses a 3 años)

- Convulsiones secundarias a fiebres elevadas.
- Daño cerebral perinatal.

- Lesión cerebral por traumatismos.
- Infecciones meníngeas o sistémicas.
- Enfermedades degenerativas cerebrales.
- Síndromes neurocutáneos.

c) Crisis epilépticas en la juventud

- Traumatismos cerebrales.
- Tumores.
- Epilepsias idiopáticas.
- Daño cerebral perinatal.
- Infecciones meníngeas o sistémicas.
- Enfermedades degenerativas cerebrales.

d) Crisis epilépticas en adultos y ancianos

- Enfermedades cerebro vasculares.
- Intoxicaciones etílicas.
- Tumores.
- Enfermedades cerebrales degenerativas (Alzheimer)

Las causas más comunes que se atribuyen a los pacientes con epilepsia, son:

- Complicaciones durante el embarazo.

- Falta de oxígeno al nacer o daño cerebral.
- Golpes de importancia en la cabeza.
- Envenenamiento por drogas, alcohol o plomo entre otros.
- Infecciones cerebrales.
- Tumores o cisticercosis.

Los factores causales de riesgo más conocidos son:

a) Herencia. Aunque existe la creencia popular de que la epilepsia se hereda, no es así en la mayor parte de los casos. Se ha demostrado este factor en sólo algunos tipos especiales de epilepsia, como en el caso de la herencia autonómica dominante de enfermedades como la esclerosis tuberosa y la neurofibromatosis, o la herencia autonómica recesiva de las lipidosis. En general lo que se hereda es un umbral convulsivo más o menos alto que es diferente en cada persona. El factor genético en la epilepsia se entiende como una predisposición heredada a presentar crisis convulsivas. Salvo en el caso de tratarse de una enfermedad neurológica hereditaria, como las que mencioné anteriormente, el factor genético de predisposición a padecer crisis convulsivas es muy bajo.

b) Errores congénitos del desarrollo, entre los que encontramos:

Malformaciones congénitas hereditarias: entre ellas las arteriovenosas cerebrales, los errores en la formación del sistema nervioso; algunas malformaciones congénitas no hereditarias, son las deformidades sufridas por hijos de madres expuestas a productos tóxicos durante la gestación, drogadicción, o bien han sufrido algún tipo de infección o radiación, etc.

Errores congénitos del metabolismo: entre ellos hiperglicemia, fenilcetonuria, enfermedad de Lafora, enfermedad de Huntington infantil, enfermedad de Gaucher, etc.

c) Anoxia cerebral: Es el insuficiente aporte de oxígeno al cerebro, que generalmente puede ocurrir durante el parto debido a un parto prolongado, desprendimiento prematuro de placenta, asfixias por circulares de cordón, hemorragias por lesión al cordón umbilical, etc; o durante la infancia. También debida a una convulsión febril responsable de anoxia cerebral severa con daño cerebral secundario. Y en edades adultas, a consecuencia de una enfermedad cerebrovascular que produce una lesión focal por anoxia.

d) Traumatismos craneoencefálicos: que es la lesión cerebral secundaria a un golpe severo en el cráneo y que puede provocar una epilepsia secundaria. Hay tres factores que indican un mayor riesgo de padecer crisis epilépticas secundarias al traumatismo encefálico:

Duración de la amnesia ocasionada por el golpe, a mayor duración mayor riesgo de epilepsia secundaria. La amnesia puede durar de breves minutos hasta varias semanas o meses.

La presencia de signos neurológicos focales por daño cerebral.

La presencia evidente de una lesión localizada en la superficie de la corteza cerebral, observada a través de estudios de imagen.

Si no existe ninguno de estos factores el riesgo de padecer una epilepsia postraumática se calcula en solo el 2% de los casos. Si se dan los tres factores el riesgo aumenta hasta el 45% de los casos. Por otro lado, la aparición de crisis convulsivas durante la primer semana posterior a un traumatismo craneoencefálico, incrementa aún más la posibilidad de una epilepsia secundaria.

e) Tumores cerebrales primarios y secundarios. Los tumores cerebrales son los factores principales, por otro lado, el cáncer de mama y de pulmón son los tumores secundarios más frecuentes al referirnos a las metástasis cerebrales.

f) Enfermedades infecciosas: especialmente las meningitis infecciosas; las encefalitis, abscesos cerebrales bacterianos o parasitarios; las enfermedades infecciosas que presentan fiebres elevadas.

g) Enfermedades degenerativas del sistema nervioso central, como el Alzheimer.

h) Trastornos metabólicos adquiridos: entre ellos la hipoglucemia, hipocalcemia, hipernatremia, insuficiencia renal crónica y otros síndromes metabólicos.

i) Alcoholismo y drogadicción. Responsables de muchos de los casos de jóvenes y adultos.

j) Exposición a tóxicos como el plomo, mercurio, monóxido de carbono, etc.

La mayoría de los epilépticos presentan de antemano disrítmias cerebrales (alteración del ritmo normal del funcionamiento eléctrico cerebral), que pasarían quizá toda la vida sin sufrir crisis de no exponerse a factores epileptógenos externos o adquiridos que ponen de manifiesto su predisposición epiléptica, ya sea adquirida o heredada.

Es posible relacionar determinados eventos con el disparo de una crisis epiléptica en personas que padecen de la enfermedad. Si las conocemos y las tenemos constantemente en cuenta, es posible, junto con el tratamiento adecuado del tipo de epilepsia que se padece, evitar las crisis. Estos son alguoas de los disparadores más comunes:

1. Alteraciones del ritmo sueño-vigilia: En especial la privación de horas de sueño altera de manera significativa la actividad eléctrica cerebral.

2. Menstruación: a consecuencia de los cambios hormonales que tienen lugar en el ciclo menstrual femenino, o también por la retención de agua que la acompaña.

3. Alcohol: En algunos casos debido al daño cerebral que se presenta como consecuencia de su consumo crónico, o bien por el efecto agudo que provoca la alteración de los neurotransmisores en los focos epileptogénicos existentes de las personas enfermas.

4. Estrés físico: Causado por accidentes, infecciones, intervenciones quirúrgicas, quemaduras graves, golpes severos o estrés y ansiedad.

5. Medicamentos farmacológicos: Antidepresivos tricíclicos, benzodiacepinas, barbitúricos, antihistamínicos, etc. En la mayor parte de los casos por la administración de dosis elevadas o por la suspensión brusca de su administración, en otros por reacción anafiláctica.

6. Enfermedad cerebrovascular: A causa de lesiones isquémicas (por deficiencia en la oxigenación, secundaria a un aporte inadecuado de sangre) y lesiones hemorrágicas por hipertensión o daño en las paredes vasculares.

7. Epilepsias reflejas: Por la exposición a estímulos luminosos o acústicos muy intensos que pueden desencadenar este tipo de crisis.

IX EL AURA DE LAS CRISIS

Se le llama aura a la sensación que se presenta antes del comienzo de una crisis. Es la manifestación de una posible actividad epiléptica focal, que se produce antes de que la crisis epiléptica se propague a otras áreas del cerebro.

Se le llama así a la sensación que experimenta una persona plenamente consciente de que inmediatamente después va a padecer una crisis epiléptica parcial simple o compleja, o una crisis generalizada convulsiva. En los dos últimos casos, el aura es el preludio de la pérdida de la conciencia y de la caída, por lo que puede considerarse como una sensación positiva, que le permite tomar precauciones.

Hay varios tipos de aura, la sensación de que algo sube del estómago a la boca, un zumbido en el oído, un pequeño mareo, percibir los sonidos menos de lo normal, etc.

El aura suele ser muy breve, siempre se presenta la misma para cada persona, y puede ser diferente de un paciente a otro; la sensación que la caracteriza depende de la zona cerebral alterada, ya sea sensitiva, sensorial, autonómica, psíquica ó motora. Es decir, que el aura es el síntoma inicial de una crisis epiléptica parcial o generalizada, y constituye la primera parte de esa crisis e indica dónde se inicia la descarga eléctrica neuronal alterada.

En algunos casos el aura no se acompaña de otros síntomas y constituye toda la crisis epiléptica, considerándose entonces como una crisis parcial simple de breve duración.

No todas las personas que sufren de epilepsia tienen aura, aquellas que notan esa sensación tienen una gran ventaja ya que antes de que se presente el resto de la crisis, se pueden sentar o acostar para evitar caídas o golpes y en ocasiones hasta prevenir a sus acompañantes o familiares.

X. SÍNTOMAS DE LA EPILEPSIA

Existen varias formas en que se manifiestan las crisis epilépticas. Las crisis generalizadas pueden manifestarse con pérdida brusca del conocimiento con caída al suelo, contractura de los músculos de las extremidades y de la cara seguidas de sacudidas rítmicas.

En otros casos, especialmente en los niños y adolescentes, las crisis se presentan con una pérdida del conocimiento, sin caída al suelo ni convulsiones, de segundos de duración y con una rápida recuperación.

Los síntomas ayudan a clasificar el tipo de crisis epiléptica que padece un paciente, pero hay que tener en cuenta que, una persona puede presentar más de un tipo de crisis.

Una crisis epiléptica clásica o sea aquella conocida por la mayoría de las personas, se caracteriza por convulsiones continuas, pérdida de la conciencia, dificultad para respirar, salivación excesiva y pérdida del control de esfínteres; síntomas característicos de las crisis generalizadas, estas son las más evidentes, pero sabemos que no son las más frecuentes, por lo tanto, es necesario reconocer los síntomas que pueden presentarse en las crisis parciales simples y complejas, así como se conocen los de una crisis generalizada. (Los síntomas más importantes los revisamos en el capítulo de Tipos de Crisis).

Dependiendo del tipo de convulsión estas pueden durar de segundos a minutos. En casos raros, éstas se pueden extender por horas. En su caso las convulsiones tónico clónicas por lo general duran de 1 a 7 minutos.

Las crisis de ausencia pueden durar pocos segundos, mientras las crisis parciales complejas pueden tener un rango de 30 seg. hasta 2 a 3 min. El estado epiléptico puede prolongarse por horas y es una condición muy seria. Sin embargo, en la mayoría de los casos son de corta duración y requieren de primeros auxilios simples.

Las epilepsias sintomáticas pueden relacionarse con una alteración específicamente en alguna parte del cerebro, pudiendo clasificarse en diversos tipos de acuerdo a la ubicación del foco epileptógeno.

Si bien hemos visto los síntomas que se presentan en los tipos de crisis señalados, existen manifestaciones menos frecuentes que deben de ser tomadas en cuenta y de preferencia informadas al médico.

Estos signos de alarma que pueden evidenciar que se está produciendo un ataque epiléptico, pueden ser:

- ❏ Períodos de confusión mental
- ❏ Comportamientos infantiles repentinos
- ❏ Movimientos como el masticar alimentos sin estar comiendo, o cerrar y abrir los ojos continuamente.
- ❏ Debilidad y sensación de fatiga profundas.
- ❏ Períodos con ausencia de pensamientos (conocidos como mente en blanco), en los que la persona es incapaz de responder preguntas o mantener una conversación.
- ❏ Convulsiones aisladas.
- ❏ Fiebre.

La epilepsia puede diagnosticarse mediante la historia clínica del paciente, estudios de sangre, estudios de líquido encéfalo raquídeo, estudios de laboratorio especializados como el Electroencefalograma (EEG), la Resonancia Magnética Nuclear (RMN), la Tomografía Axial Computarizada (TAC) y mediante el monitoreo o video electroencefalograma (video EEG). Este último en especial permite comparar las crisis físicas del paciente con las descargas eléctricas del cerebro al momento que se presentan las crisis, permitiendo diferenciar lo que es y no es epilepsia.

Los pasos a seguir para establecer un diagnóstico de epilepsia incluyen:

a) Historia clínica que debe incluir:

❑ Antecedentes familiares de epilepsia

❑ Antecedentes personales en los que se investigue el desarrollo del embarazo y parto, calificación al nacer, desarrollo psicomotor posterior, malformaciones congénitas, enfermedades hereditarias o durante la infancia, traumatismos craneales, convulsiones febriles en la infancia, fármacos o tóxicos utilizados.

❑ Edad de aparición de las crisis.

❑ Características de éstas: horario de aparición, factores desencadenantes que se hayan identificado, existencia de aura, secuencia de los eventos que se presentan durante una crisis y sus síntomas posteriores a la crisis.

b) Examen físico: Que deberá realizar un médico general y especialista en neurología, que incluya una exploración física general y neurológica exhaustiva.

c) Pruebas complementarias: Como las que ya se mencionaron y otras que el médico considere necesarias.

XI. RECONOCIMIENTO DE LAS CRISIS NO EPILÉPTICAS

No todas las convulsiones son crisis epilépticas, existen muchas otras causas que pueden provocar síntomas similares a la epilepsia, pero que en realidad no lo son.

Es muy importante reconocerlas, ya que se pueden dar diagnósticos equivocados que, como consecuencia, provocan tratamientos innecesarios y erróneos con sus complicaciones, que causan por principio de cuentas un deterioro en la calidad de vida del paciente mal diagnosticado con epilepsia.

Durante el proceso de diagnóstico de Epilepsia, puede ser necesario acudir con varios médicos y neurólogos, para tener diversos puntos de vista y opiniones, con la finalidad de evitar vivir una enfermedad inventada y tener que tomar medicamentos de por vida, que jamás debieron suministrarse al supuesto paciente.

Muchos tipos de crisis convulsivas y neurológicas suelen ser confundidas con epilepsia, cuando no lo son, por lo tanto, es importante conocer otras causas de crisis que pueden confundirse con epilepsia, a esto se le conoce como diagnóstico diferencial.

1. Convulsiones por estrés. Muchas personas experimentan alguna crisis convulsiva generalizada como un evento aislado en su vida. Los trastornos desencadenantes típicos son el estrés físico o mental, la ingesta de alcohol o falta de sueño. Si se controlan los eventos estresantes, la mayoría de estas personas nunca tienen otra crisis. Sólo alrededor del 10% de ellas desarrollan epilepsia en el largo plazo. Por lo tanto, un primer evento aislado no debe de diagnosticarse como epilepsia, hasta observar su evolución, repetición y diagnóstico mediante estudios.

2. Hipoglicemia. La hipoglicemia puede provocar convulsiones que en ocasiones son semejantes a las crisis epilépticas. Éstas pueden ser causadas por dietas o por medicamentos como la insulina. Los síntomas inician cuando la persona se siente mal y cansada. Puede seguir la ansiedad y el pánico, acompañada de hambre y palpitaciones. Finalmente, puede existir una reducción de la conciencia que conduzca a inconsciencia total y convulsiones generalizadas o parciales por la falta de glucosa en la sangre que llega al cerebro. Un examen inmediato de sangre para determinar el nivel de glucosa define el diagnóstico correcto.

3. Síncope o desmayo. Se presentan casos en los que un desmayo puede parecer una crisis generalizada de epilepsia. Si estos ataques se producen cuando la persona está ansiosa, atemorizada, tiene una experiencia desagradable o ve sangre; el desmayo es de origen psicológico. El desmayo también puede producirse luego de permanecer de pié por un período prologando o al pararse bruscamente desde una posición de sentado o acostado. Los síntomas consisten en visión borrosa, la percepción de fenómenos sonoros y la alteración de la conciencia que lleva a la pérdida de conocimiento. El pulso es lento. El tratamiento se basa en lograr el incremento rápido del flujo sanguíneo hacia el cerebro, lo que sucede al colocar la cabeza entre las rodillas, o acostarse con las piernas elevadas por arriba del nivel de la cabeza. Cuando una persona se desmaya, se desliza sin lastimarse, a diferencia de una crisis epiléptica que ocasiona una caída brusca.

4. Enfermedades del corazón. Algunos tipos de cardiopatía pueden producir una pérdida brusca de la conciencia. Esto a menudo es causado por un cambio brusco y repentino en el ritmo cardíaco. Un electrocardiograma (ECD) bien interpretado, casi siempre brinda el diagnóstico correcto.

5. Pérdida repentina del flujo sanguíneo al cerebro. Cuando hay una irrigación reducida en algunas partes del cerebro que entre otras causas, puede ser originada por coágulos pequeños atorados en los vasos más pequeños, puede provocar una parálisis súbita de un brazo, un trastorno sensible como ceguera, confusión y contracciones.

Los síntomas pueden desaparecer en el transcurso de minutos u horas pero también pueden hacerse permanentes.

6. Migraña. La migraña produce cambios sensitivos unilaterales en alguna parte del cuerpo y puede ocasionar también alucinaciones. Una diferencia importante es que los síntomas de la migraña tardan minutos en desarrollarse, mientras que en la epilepsia sólo segundos. En algunos ataques migrañosos se puede presentar un desmayo o una caída súbita sin la pérdida del conocimiento. Se ha notado que la epilepsia es más común en personas con migraña, lo que podría deberse a que la contracción de los vasos encefálicos en la migraña reduce el flujo de sangre, dañando en diferente grado a las neuronas, dejando alteraciones en su función normal. Con el tiempo, estas alteraciones funcionales pueden producir epilepsia.

7. Vértigo. En ocasiones no es fácil diferenciar los ataques de vértigo y la epilepsia; los ataques de vértigo con sensación giratoria, náuseas, vómitos, diarrea y sudoración a menudo son causados por enfermedades del oído interno. Con frecuencia la persona refiere haber sufrido sordera o la aparición de ruidos inexplicables en el oído durante los meses o años previos. En contraste con los ataques epilépticos, estos ataques de vértigo pueden durar incluso muchas horas.

8. Narcolepsia. La narcolepsia es una enfermedad que a veces se confunde con la epilepsia. Comienza normalmente en la adolescencia y su síntoma principal es una necesidad irresistible de dormir. Quien la padece, a menudo se queda dormido en las circunstancias más extrañas, incluso en medio de una conversación o una clase. Se despierta fácilmente y se siente descansado, muy diferente a los síntomas posteriores a una crisis epiléptica. Los individuos con narcolepsia pueden padecer también cataplejía, en la que la cabeza cae bruscamente hacia adelante, la boca queda abierta, las rodillas se doblan y la persona puede caer incluso al suelo, sin la pérdida de conciencia. Estos síntomas son provocados por la risa, la sorpresa, la excitación la pena o el enojo. De vez en cuando se produce un trastorno en el cual el paciente es incapaz de moverse durante segundos o minutos, inmediatamente antes de quedarse dormido o al despertarse.

9. Crisis por abstinencia alcohólica. Si una persona ha bebido mucho alcohol durante largo tiempo y bruscamente suspende la ingesta, existe el riesgo de que presente una crisis. Ésta parece una crisis convulsiva generalizada y no puede distinguirse superficialmente de una crisis epiléptica, pero se presentan otros síntomas de abstinencia antes de las crisis, como sudoración, temblor de las manos e inquietud y ansiedad. Si estos síntomas se tratan con medicamentos a menudo se pueden prevenir. Un período prolongado de ingesta de medicamentos o drogas puede producir el mismo tipo de crisis por abstinencia si se suspende de forma brusca también. Los síntomas por abstinencia de fármacos puede observarse hasta tres semanas después de haber suspendido el medicamento o la droga. Cuanto mayor haya sido la dosis mayor será la probabilidad de que se produzcan convulsiones.

10. Fobias y ataques de pánico. Estos ataques comienzan con un aumento brusco de la frecuencia cardíaca, desencadenada por estrés mental, ansiedad o dolor. Se experimenta una sensación de piquetes o de adormecimiento en la cara, las manos y los pies. Esto es causado por una excreción muy elevada de dióxido de carbono como resultado del aumento en la frecuencia respiratoria, lo que modifica la acidez del organismo. La persona poco a poco queda obnubilada, los brazos y las piernas le tiemblan y puede llegar al desmayo.

11. Crisis conversivas. Son muy comunes y se pueden observar tanto en personas con epilepsia como en el resto de la población. Los ataques a menudo son desencadenados por un deseo inconsciente de mayor cuidado y atención. La persona se encuentra conciente y alerta y agita los brazos y las piernas, como si presentara una crisis epiléptica. Los movimientos son espectaculares y llamativos, y siempre ocurren cuando hay otras personas presentes. El ataque generalmente dura más que una crisis epiléptica y no es seguido por cansancio ni urgencia por dormir. Con frecuencia los síntomas aparecen en forma inconsciente y, quien la presenta tiene un propósito claro. Las crisis psicógenas ocurren tanto en niños como en adultos.

12. Déficit de atención. Es un estado en el que se sueña despierto, normalmente los niños lo hacen más que los adultos y sucede más cuando se aburren, o están haciendo algo repetitivo y monótono. Además, si se les estimula, los niños responden, a diferencia de las crisis epilépticas en las que los niños no responden o lo hacen de una manera que no corresponde a la situación, tienen movimientos automáticos, involuntarios, como masticación, chupeteo, parpadeo o conductas inesperadas.

13. Patologías con alteraciones del movimiento. El paciente puede mostrar movimientos anormales que no son de origen epiléptico. El temblor característico de la enfermedad de Parkinson es un ejemplo, pero existen otros como los tics, movimientos breves, involuntarios, rítmicos, que pueden aparecer como parpadeo, muecas, cabeceo, etc.

Toda crisis convulsiva y sus equivalentes sensoriales o de cualquier tipo no deben calificarse en definitiva como epilépticas sino que habrán de ser sometidas a diagnóstico diferencial. La razón es que el tratamiento orientado siempre tendrá mayor éxito y beneficio para el paciente.

XII. ATENCIÓN INMEDIATA DE UNA CRISIS EPILÉPTICA

Es recomendable que los familiares y las personas que rodean normalmente a una persona que padece de epilepsia, sepan lo que deben de hacer en el caso de que se presente una crisis.

Éstos son los pasos mas importantes para una atención primaria de urgencias en caso de una crisis epiléptica:

1. Mantén la calma. Cuando la crisis se ha iniciado no se puede detener. No luches con el paciente ni trates de contener sus movimientos. En la mayoría de los casos el ataque dura de 2 a 3 minutos.

2. Despeja el área de objetos peligrosos. Retira los objetos cortantes, puntiagudos o duros con los que él se pueda lastimar. Coloca un objeto suave como una almohada o una prenda de vestir doblada debajo de su cabeza para que no se golpee repetidamente.

3. No trates de colocar ningún objeto entre sus dientes. Si la persona tiene la boca cerrada fuertemente no trates de abrírsela, pues podrías lastimarla o recibir una mordida fuerte en los dedos.

4. Voltea su cabeza. Hazlo hacia un lado y acuéstalo de lado. Al voltearle la cabeza, ayudarás a que la saliva u otro líquido de la boca fluya con facilidad y no lo asfixie.

5. Afloja su ropa. Lo que permitirá un mejor flujo de sangre en todo el cuerpo.

6. No te alarmes. Si deja de respirar y se le ponen los labios morados, esto dura muy poco tiempo y no se necesitan maniobras de resucitación, ni respiración de boca a boca, ya que volverá a respirar espontáneamente; de cualquier forma mantenlo vigilado.

7. No es necesaria la atención inmediata. Ya sea de un médico o de urgencias. Sólo en caso de que las convulsiones se prolonguen más de 10 minutos o si la persona pasa de una crisis a otra sin recuperar la conciencia, es necesario sospechar de un estado epiléptico, en cuyo caso sí se necesita la atención en un servicio de urgencias.

8. Observa. Toma cuidadosamente sus acciones y movimientos durante la crisis, a fin de que puedas explicárselos detalladamente cuando se recupere el paciente.

9. Procura ser comprensivo y amigable. Cuando el paciente recobre la conciencia, puede sentirse apenado o asustado. Mantén la serenidad y trata de tranquilizarlo.

10. No le des nada. De alimentos o bebidas al paciente hasta que se recupere totalmente.

11. Deja que descanse. Algunas personas presentan dolores de cabeza o musculares, náuseas o vómitos después de la crisis. Dormir o descansar les ayuda a recuperarse.

12. No dejen el tratamiento. Procura que el paciente por ningún motivo suspenda su tratamiento. Si hubiera alguna duda, consulta a su médico.

13. Lleva un registro. Del número, duración y características de las crisis, esto será de mucha ayuda para que el médico defina el ajuste correcto del tratamiento.

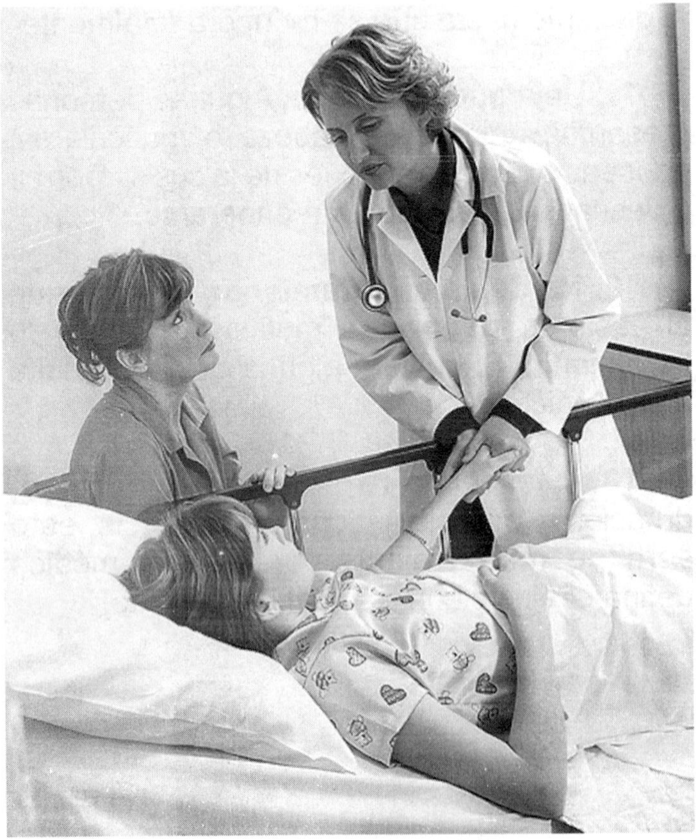

XIII. COMPLICACIONES DE LA EPILEPSIA

La complicación más grave que puede presentar un paciente epiléptico es caer en estado epiléptico que ponga en riesgo su vida por deficiencias respiratorias. Cualquier tipo de crisis puede terminar en esta complicación.

El tipo mas riesgoso es el estado de crisis generalizadas tónico-clónicas donde el paciente no alcanza a recuperar la conciencia entre las crisis y por su alta mortalidad debe considerarse como una urgencia médica que deberá ser tratada en una unidad de cuidados intensivos.

La principal causa de estado epiléptico es la suspensión brusca del tratamiento y cuando esto no ha sucedido el motivo puede ser un proceso infeccioso, alteraciones metabólicas o traumatismos craneales que deben ser investigados; en 20% de los casos de estado epiléptico, éste aparece como la primera manifestación de una crisis convulsiva.

El tratamiento consiste en asegurar la ventilación adecuada, el monitoreo continuo para mantener un estado hemodinámico normal, el uso de medicamentos para el control inmediato de las convulsiones y el inicio de un tratamiento antiepiléptico adecuado.

XIV. TRATAMIENTO ALOPÁTICO TRADICIONAL

El primer paso para iniciar el tratamiento de la epilepsia sea alopático o alternativo, es hacer un diagnóstico correcto. También se debe tomar en cuenta que no todas las personas que han sufrido más de una crisis requieren tomar de manera obligatoria un medicamento, un ejemplo son las personas con epilepsias reflejas como la epilepsia por televisión, en la que la supresión del desencadenante elimina las crisis, o las que se presentan por el efecto secundario de un medicamento que se resuelve al retirar el fármaco provocador.

Las dosis de los medicamentos para el tratamiento alopático de la epilepsia, se calculan en función de la edad y del peso del paciente. El número de tomas depende de la vida media del fármaco y de la velocidad de eliminación.

Siempre es preferible iniciar el tratamiento de forma lenta y progresiva, con ascensos de dosis a lo largo de los días facilitando la habituación del paciente con el medicamento, para tratar de evitar lo más posible las reacciones adversas que se pueden presentar si se administran dosis elevadas desde el principio.

Por otro lado, es recomendable hacer coincidir las tomas del medicamento con las comidas, para evitar en lo posible la aparición de síntomas digestivos, que casi siempre se presentan por tomar el fármaco con el estómago vacío.

Con la administración de los medicamentos es necesario hacer un seguimiento periódico de los niveles de la droga en la sangre, además de realizar controles periódicos de las funciones hepática y renal para prevenir posibles efectos secundarios indeseables.

A continuación verás los fármacos antiepilépticos que actualmente están en circulación, de acuerdo a su clasificación y mecanismo de acción. Los fármacos clásicos se puede decir que son por su nombre comercial, el Tegretol, Depakine, Luminal, Epanutín y Mysolyne. Y los más modernos y a la vez con menos efectos secundarios Neurontin, Gabitril, Topamax y Lamictal.

a) **Barbitúricos:** Son el fenobarbital y pentobarbital. Actúan sobre el receptor GABAa, aumentando la inhibición mediada por el neurotransmisor. El más utilizado es el fenobarbital, el pentobarbital es más liposoluble y penetra con mayor rapidez en el cerebro que el fenobarbital. Actúan bloqueando la entrada de calcio en las terminales presinápticas de las neuronas y, por lo tanto inhiben la liberación del neurotransmisor glutamato.

b) Hidantoinas: Actúan inhibiendo los canales del ion sodio. Son la difenilhidantoina; la fosfenitoina, que es el éster fosfato disódico de la difenilhidantoina. Se convierte rápidamente en fenitoina por acción de fosfatasas circulantes, y tiene poca actividad farmacológica antes de su conversión pero es casi 100% biodisponible y bioequivalente a la fenitoina. La dosis se ajusta en relación con la fenitoina sódica liberada.

c) Benzodiacepinas: Aumentan el flujo de iones cloro por apertura del receptor GABA. Las más utilizadas son el: diazepam, clonazepam y también el lorazepam y nitrazepam. Actualmente por su gran potencia se está utilizando el clobazam.

d) Iminostilbenes: En este tipo de medicamentos está la Carbamacepina. Actúan inactivando los canales de sodio.

e) Valproato sódico: Inactivan los canales de sodio de la misma forma que la hidantoina y la carbamacepina. Disminuye o inhibe la corriente en T. In vitro aumenta la síntesis de GABA.

f) Deoxybarbitúricos: Aquí encontramos a la Primidona. Su mecanismo de acción es similar al del fenobarbital.

g) Succimidas: La etosuximida, que actúa reduciendo la corriente en T talámica.

h) Oxazolidinedionas: Son la trimethadiona, la parametadiona, trimetiloxazolidindiona, que actúan inhibiendo la corriente en T.

i) Acetazolamida: Que es una potente inhibidor de la anhidrasa carbónica, es utilizada como antiepiléptico desde hace más de 40 años. Produce un acúmulo de CO_2 a nivel cerebral por inhibición del 90% de la anhidrasa carbónica localizada en la neuroglia, mielina y plexo coroideo.

j) Otros relacionados con el GABA: Entre los que se incluyen los nuevos fármacos antiepilépticos. Acetazolamida, topiramato, progabide y vigabatrin, lamotrigine, tiagabine, gabapentin y felbamato; aprobados por la FDA para el tratamiento de las crisis parciales.

XV. TRATAMIENTO ALTERNATIVO DE LA EPILEPSIA

Después de conocer y comprender lo que es la epilepsia, como un padecimiento crónico, es fácil entender porqué los pacientes y sus familiares, requieren apoyar el tratamiento médico convencional con terapias alternativas. El hecho de consumir medicamentos por tiempo prolongado, de acatar una serie de hábitos limitantes y de asistir al médico de manera frecuente, implica gastos, molestias, y sentimientos de rechazo hacia la enfermedad, además de que no siempre logran controlar el padecimiento por completo.

El tratamiento integral constituye la base del éxito en la vida del paciente epiléptico, pretendiéndose de esta manera ofrecer una calidad de vida digna al paciente con epilepsia, misma a la cual tiene derecho, por el simple hecho de ser un Ser Humano.

Por otro lado, la medicina alternativa como terapia complementaria de la epilepsia logra muy buenos resultados para el control y la erradicación de la epilepsia, mediante el control natural de la función eléctrica y el equilibrio adecuado de la formación, uso y reabsorción o eliminación de los neurotransmisores.

La naturopatía es el tratamiento de las enfermedades siguiendo las leyes de la naturaleza. Visualiza a la persona como un todo, se basa en el principio de que ése todo puede repararse o curarse a sí mismo; en la medicina tradicional, a esta capacidad del cuerpo se le llama homeostasis, pero cuando estos mecanismos fallan, se requiere del tratamiento basado en la naturaleza, mediante el uso de hierbas, la desintoxicación del organismo, alimentación adecuada, corrección de los hábitos, la quinesioterapia o terapia del movimiento, acupuntura, aromaterapia, helioterapia, frutoterapia, etc. Con el fin de re-encontrar el equilibrio. Pero es necesario recordar, que la naturopatía como terapia alternativa, en complemento con la terapia médica indicada por un neurólogo se obtienen excelentes resultados.

Lo que no debe de suceder es que por iniciativa del paciente, de la familia o de ambos, se suspenda el tratamiento convencional para sustituirlo por el alternativo elegido sin el consentimiento de su médico; recuerda que suspender el tratamiento es un factor de riesgo que puede terminar en un estado epiléptico con todas sus complicaciones.

Dejando en claro entonces el papel complementario de estas extraordinarias terapias alternativas, vamos entonces a revisar las más importantes y efectivas.

XVI. TERAPIA NUTRICIONAL

A través del tiempo y mediante estudios científicamente comprobados, se ha demostrado que una nutrición incorrecta y de carencias alimenticias durante la infancia afectan de manera irreversible el desarrollo cerebral.

En la edad adulta, un aporte insuficiente de ciertas sustancias o una mala absorción del intestino puede reducir las funciones del cerebro hasta provocar lesiones que pueden llegar a ser irreversibles.

No existen alimentos milagrosos o sustancias nutricionales que al ingerirlas en forma de cápsulas nos hagan más inteligentes, estar preparados para afrontar los problemas de la vida o mejoren la memoria como por arte de magia. Sin embargo, se puede hacer muchísimo para nutrir de la mejor manera a nuestro cuerpo, incluyendo al cerebro, proporcionándole la cantidad ideal de nutrientes, del tipo adecuado y en los momentos que es mas necesario, evitando las sustancias tóxicas que acompañan a algunos alimentos o el exceso de ciertos nutrientes que pueden alterar el funcionamiento normal de los neurotransmisores y los impulsos eléctricos cerebrales.

Se considera que entre los factores de riesgo que describí anteriormente, una de las principales causas contribuyentes de estas alteraciones neurológicas es la alergia de origen alimenticio, propiciada por el consumo de alimentos con altos contenidos de químicos como los saborizantes artificiales, los aditivos y los conservadores entre otros.

Para garantizar un buen funcionamiento del cerebro se necesitan todas las categorías de nutrientes, ninguna puede quedar al margen, incluso si el cerebro no consigue utilizarlas directamente o las usa de diferente forma en cada ocasión.

En el caso de los pacientes con epilepsia, es necesario hacer una dosificación correcta de los azúcares, especialmente de los hidratos de carbono simples, que al aumentar en la circulación sanguínea, proveen al cerebro un exceso de combustible que se transforma en energía excesiva, cuando en el tejido epiléptico existe una falla en la función de las moléculas transportadoras de glucosa, que provoca una falla metabólica en el foco epiléptico, y una disminución en la capacidad para mantener el equilibrio de los potenciales eléctricos, esto aunado a la demanda de las neuronas hiperactivas, agrava las consecuencias de la falla en la captación de la glucosa, provocando que las neuronas epilépticas, no puedan usar esa glucosa y el resto de las neuronas permanezcan sobreexcitadas, facilitando la generalización de las crisis.

Normalmente los nutrientes alimenticios se dividen en macro nutrientes, es decir, proteínas, hidratos de carbono y lípidos, y micro nutrientes, es decir vitaminas, sales minerales, oligoelementos y enzimas.

Hidratos de carbono

Los hidratos de carbono son nutrientes energéticos indispensables para el correcto funcionamiento del organismo, ayudan a mantener la actividad de los músculos, la temperatura del cuerpo, la presión sanguínea, el correcto funcionamiento del intestino y la actividad del cerebro. Existen dos tipos de hidratos de carbono: los simples, que se encuentran principalmente en el azúcar y la miel; y los complejos, presentes en las frutas, los cereales y legumbres, entre otros.

En la nutrición de los niños de manera general, los hidratos de carbono deben de representar el 50% del total de nutrimentos que incluiremos en sus dietas; de manera especial para los niños que sufren de crisis epilépticas es preferible que usemos los hidratos de carbono complejos de frutas y cereales, y evitemos aquellos que provienen de los azúcares refinados y de los alimentos elaborados con ellos.

Por el paso del tiempo, la disminución de la tolerancia a la glucosa que se va produciendo con la edad, la terapia nutricional para los jóvenes y adultos con epilepsia, aconseja dietas con alto contenido en azúcares complejos y fibra que podemos encontrar de preferencia en cereales integrales y verdura, evitando el consumo excesivo de azúcar refinada y de los azúcares de la leche conocidos como la lactosa.

Una de las causas del aumento del número de casos de epilepsia en el mundo occidental está directamente relacionada con los malos hábitos alimenticios. Los pacientes con epilepsia presentan una reacción negativa a un elevado consumo de hidratos de carbono refinados, sobre todo provenientes del azúcar. La sustitución de dulces, bebidas industriales, pan, arroz o pastas refinadas, por fruta y verdura frescas, semillas oleaginosas, quesos, pan, arroz o pastas integrales, contribuye a reducir el número de crisis, mejorando la función cerebral.

Además del consumo excesivo de azúcares, se considera que los problemas originados por estos hidratos de carbono refinados se deben a una carencia crónica de sales minerales como el hierro, fósforo, magnesio y zinc, que son indispensables para el metabolismo de la glucosa, alterado especialmente en las neuronas del foco epiléptico.

Las proteínas

Las proteínas aportan los aminoácidos necesarios para mantener sanos los tejidos, 20 de ellos son indispensables ya que nuestro cuerpo debe obtenerlos en cantidades necesarias para poder funcionar; de estos 20 aminoácidos, 11 los puede producir el organismo a éstos se les conoce como no esenciales, pero los 9 restantes no, éstos son llamados esenciales, y debe obtenerlos forzosamente de la dieta. Casi todos los transmisores del sistema nervioso central, los neurotransmisores, son péptidos formados por una cadena corta de aminoácidos.

Los aminoácidos cumplen funciones fundamentales en el cerebro, y de la cantidad de estos nutrientes que se encuentren en la circulación sanguínea dependen estas funciones y sus variaciones; esto explica porqué en algunos momentos del día nos mostramos eufóricos, creativos, decididos, concentrados y en otros momentos relajados o somnolientos.

Esto hay que aprovecharlo para obtener el mejor resultado de la terapia nutricional en los pacientes epilépticos. Para ello, hay que observar qué alimentos proteínicos provocan euforia o sobreexcitación, cuándo aparece y cuánto tiempo dura; será de mucha utilidad hacer estas observaciones por un período mínimo de 30 días, procurando mantener un mismo esquema de alimentación y los mismos horarios en las comidas, hay que hacer las anotaciones de lo que observamos, y al terminar este periodo inicial, hacer algunas variaciones en los contenidos, en las cantidades y en los horarios; procurando llegar a un esquema en el que se realicen más comidas con pequeñas cantidades de alimento, como si fueran colaciones o tentempiés, iniciando con un desayuno más generoso que el resto de las colaciones, y con el mayor contenido de proteínas para la noche, el cual no debe de ser excesivo, y con un porcentaje mayor en las proteínas vegetales.

Las proteínas se pueden obtener de alimentos de origen animal y de origen vegetal. Los primeros, como la leche y el huevo, suelen contener todos los aminoácidos esenciales. Las proteínas de origen vegetal, se encuentran en legumbres, cereales y hortalizas; en este caso, aunque ninguna de ellas proporciona todos los aminoácidos esenciales, la combinación correcta de las mismas sí lo hace.

La cantidad de proteínas que debemos incluir en la dieta de los niños epilépticos, es de 1.5 a 2 grs. de proteínas por kilogramo de peso del niño, al día, a partir del consumo de pescado, cereales, huevo, legumbres y leguminosas; parece poco pero es suficiente. Los alimentos de alto contenido proteínico deben de ser el 15% de su alimentación total.

La cantidad de proteínas que debemos incluir en la dieta de los adultos epilépticos, va de 0.5 a 0.75 grs. de proteínas por kilogramo de peso, al día, a partir de las mismas fuentes.

Grasas

A primera vista, el cerebro parece no necesitar grasas, debido a que la glucosa y el oxígeno son sus energéticos principales. Sin embargo, si inspeccionamos para conocer de qué está formado todo el sistema nervioso, vemos que alrededor del 50% de las estructuras sólidas son lípidos.

Los ácidos grasos son importantes en la dieta al proporcionar una fuente concentrada de energía, pero además forman las membranas celulares e intervienen en múltiples procesos bioquímicos dentro del cuerpo y especialmente en el cerebro.

Para estos procesos bioquímicos son particularmente importantes el ácido graso omega-3 o linolénico, y el omega-6 o linoleico, indispensables en la nutrición del cerebro, además ayudan a reducir el colesterol y algunas enfermedades que se pueden presentar en los niños y en los adultos.

Las grasas provienen de los alimentos de origen vegetal y animal. Las principales fuentes de grasas animales son la carne y los productos cárnicos, los huevos y los productos lácteos, como la mantequilla, el queso, la leche y la nata.

Las grasas de origen vegetal se pueden encontrar en las semillas de plantas como el girasol, el maíz, la soya; las frutas como la aceituna, la oliva, el cacao y el aguacate y los frutos secos como los cacahuetes, almendras, o el pistache.

Las grasas de origen animal, contienen en su mayoría grasas saturadas y colesterol malo (LDL), éstas son el factor principal de muchas enfermedades.

Los alimentos aportan al cuerpo los ácidos grasos esenciales omega 3 y 6, que se encuentra en los aceites vegetales de oliva, maíz, soya, girasol, onagra y borraja, en la nuez, trigo y cacahuate entre otros, y en algunos alimentos de origen animal como el pescado. Estos ácidos grasos esenciales, son básicos para las funciones cerebrales.

La colina una sustancia sintetizada en el hígado, ésta es esencial para formar neurotransmisores como la acetilcolina, relacionada con el biorritmo puesto que sus niveles presentan altibajos que siguen los horarios de actividad, influyendo en nuestros estados de alerta y en la calidad del sueño. La colina se forma en el cuerpo a partir de una fuente alimenticia llamada lecitina usada en la industria alimenticia como emulsionante, y como complemento alimenticio que puede adquirirse en las herboristerías. Las fuentes naturales de lecitina son los aceites de soya, de germen de trigo y los cacahuates.

Como ves las grasas tienen su importancia en las funciones cerebrales y con mayor razón en las de los niños epilépticos, por lo que deben de formar del 30 a 35% del aporte energético de su dieta, pero de ese porcentaje es recomendable que el 25% lo proporcionen las grasas de origen vegetal.

Para los adultos con problemas de epilepsia, de preferencia elige alimentos que aportan ácidos grasos monoinsaturados como el aceite de oliva, los vegetales en general y el pescado, evitando al máximo otras grasas de origen animal. En general alrededor de 100 gr. de aceites y grasas al día son bien tolerados.

Vitaminas y minerales

Las vitaminas son las aminas de la vida, son sustancias básicas en los procesos bioquímicos del cuerpo, en especial del cerebro, no producen calorías, es decir energía, pero una de sus funciones principales es facilitar la transformación de los hidratos de carbono, proteínas y las grasas en energía.

Las vitaminas son sustancias orgánicas no formadas por el cuerpo humano, presentes en los alimentos y necesarias para regular el funcionamiento de los sistemas.

Conociendo la relación entre el aporte de los micro nutrientes y el aporte energético de los alimentos, para asegurar el estado vitamínico correcto, es más seguro darle prioridad a los alimentos de fuerte densidad vitamínica y nutricional como las legumbres, cereales y frutas, por sobre los alimentos meramente energéticos.

Algunas vitaminas como la A, C y E, poseen además una valiosísima propiedad, la antioxidante. Estas vitaminas son capaces de contrarrestar la acción devastadora de los radicales libres, que si no los mantenemos dentro de límites razonables, provocan el deterioro y envejecimiento prematuro del organismo y de las funciones cerebrales.

1. Vitamina A.

Afecta la formación y el mantenimiento la piel, dientes, huesos, visión, y de las funciones reproductivas. Su carencia puede manifestarse con apatía y estados depresivos, sensación de agotamiento y pérdida del apetito; puede provocar retardo en el crecimiento cerebral. Sus excesos pueden provocar irritabilidad y dolor de cabeza, en cambio su precursor el betacaroteno no provoca fenómenos tóxicos incluso a dosis elevadas.

El cuerpo puede obtener vitamina A de dos maneras: fabricándola a base del betacaroteno que se encuentra en vegetales como: zanahoria, calabaza, espinacas y col; o la otra alimentándose de animales que se alimenten de estos vegetales, y que ya la hayan transformado en vitamina A.

2. Vitamina B.

La mayoría de las vitaminas del grupo B son importantes para usar los hidratos de carbono.

a) Vitamina B1

Hace que el hidrato de carbono libere su energía. Regula también algunas funciones en el sistema nervioso central. Su carencia provoca agotamiento, depresión, irritabilidad, alteraciones del sueño, confusión mental, problemas de comportamiento e inapetencia.

b) Vitamina B2

Se combina con proteínas para participar en el uso de los hidratos de carbono, grasas y proteínas. El cerebro es su principal consumidor; esta vitamina tiene una notable acción antiestrés y contribuye a mantener intacta la mielina que recubre los nervios; su carencia provoca retraso en el crecimiento del cerebro y facilita la aparición de problemas psicológicos y neurológicos.

c) Vitamina B3

Se conoce también con el nombre de vitamina PP. Permite liberar energía de los nutrientes. Esta vitamina afecta directamente el sistema nervioso. Tiene propiedades desintoxicantes del cerebro y ayuda a mejorar sus funciones. Su carencia puede provocar problemas psíquicos, nerviosismo, agotamiento, cambios de humor e insomnio.

d) Vitamina B5

Es importante en el metabolismo de los ácidos grasos vitales para el esfuerzo cerebral. Es antioxidante y aumenta la resistencia al cansancio; su carencia provoca agotamiento, náuseas y dolor de cabeza.

e) Vitamina B6

Es necesaria en la absorción y en el uso de aminoácidos. Regula la generación de tejidos y hormonas necesarias para el sistema nervioso. La serotonina, conocida como la hormona de la felicidad, y otros neurotransmisores como la dopamina y la noradrenalina, se producen sólo con la presencia de esta vitamina. Desempeña una acción importante para los pacientes con epilepsia, ya que es calmante, favorece el sueño relajado y un buen despertar. Su carencia puede provocar depresiones, estados de confusión, irritabilidad, cambios de humor, dificultad para concentrarse y **convulsiones, especialmente en los niños**. Dosis elevadas de B6, pueden provocar temblores y torpeza en general.

f) Vitamina B8

Participa en la formación de ácidos grasos y en la liberación de los hidratos de carbono.

g) Vitamina B9

Es necesaria para la formación de la sangre. Participa en la utilización de los hidratos de carbono, interviene en la producción del ADN y ARN. Su carencia produce además de anemia, estados de apatía, irritabilidad, aislamiento, dificultades psíquicas, alteraciones en la velocidad de las funciones eléctricas cerebrales y alteraciones del sueño.

h) Vitamina B12

Es necesaria para la longevidad del sistema nervioso, también desempeña un papel importante en los procesos de aprendizaje. Su carencia puede llevar a la anemia, a lesiones en los tejidos nerviosos, problemas del equilibrio corporal, sordera, debilidad, estados depresivos y paranoides.

3. Vitamina C

Esta vitamina es importante en la formación de los tejidos de sostén, es un potente antioxidante y favorece la formación de neurotransmisores especialmente adrenalina y noradrenalina. Interviene en los procesos que requieren un estado de vigilia.

4. Vitamina E

La vitamina E posee la función de ayudar a la formación de glóbulos rojos, previene la oxidación de la vitamina A y las grasas. Es antioxidante por lo que frena los procesos degenerativos del cerebro. Su carencia puede provocar lesiones en el sistema nervioso y aceleración del envejecimiento.

Los minerales evitan el exceso de glucosa en el cerebro

Los minerales son básicos para el crecimiento y desarrollo, ya que participan en la formación de músculos, tejidos y huesos, también son componentes importantes de muchas funciones vitales, como las hormonas, participan en el transporte del oxígeno en la sangre, la entrada de la glucosa en las células musculares para su utilización, etc.

No existe un mineral por sí solo que mejore las funciones cerebrales, pero al igual que con las vitaminas, su carencia o desequilibrio puede constituir un auténtico problema para el correcto funcionamiento de las neuronas y su actividad eléctrica.

Existen minerales que se necesitan en grandes cantidades, a éstos se les conoce como macro minerales y son: el calcio, el fósforo, magnesio, sodio, potasio azufre y cloro.

En los aportes nutricionales también debemos incluir alimentos que proporcionen otros minerales que se requieren en cantidades muy pequeñas y que se les conoce como minerales traza, entre ellos encontramos: al hierro, zinc, yodo, cobre, magnesio, fluor, cloro, selenio, molibdeno y boro. Éstos también son muy importantes ya que el cuerpo los necesita para muchas reacciones químicas y la fabricación de hormonas y neurotransmisores, cuyas deficiencias y fallas participan en la generación de crisis epilépticas.

Dieta cetogénica

Una dieta especial rica en grasas y baja en proteínas e hidratos de carbono puede ser de gran utilidad para colaborar con el tratamiento de crisis graves que no han respondido al tratamiento convencional, apoyado con la terapia nutricional anteriormente descrita. Ésta se calcula de acuerdo a la edad, altura y peso del paciente, y debe de ser establecida y controlada por un médico.

La dieta cetogénica produce una desnutrición y una deshidratación leves, que fuerzan al cuerpo a fabricar un exceso de cuerpos cetónicos, productos químicos naturales que son formados por el uso energético de las grasas, y que tienen propiedades supresoras de las convulsiones.

Esta terapia nutricional controversial, tiene como objetivo mantener o mejorar el control de las convulsiones, al tiempo que se ajusta el resto del tratamiento.

Esta dieta da mejores resultados en niños con edades entre uno y diez años. Si un niño que sigue esta dieta permaneces sin convulsiones durante al menos 6 meses, se va aumentando de manera progresiva la cantidad de hidratos de carbono y de proteínas, hasta regresar a la terapia nutricional inicial para la epilepsia. Si el niño no muestra mejoría después de 3 meses, la dieta cetogénica se interrumpe gradualmente, para regresar a la terapia nutricional inicial, y realizar estudios para orientar nuevamente el esquema de tratamiento en su totalidad.

Esta dieta ha existido desde principios del año 1920, pero su uso ha disminuido con el desarrollo de nuevos esquemas terapéuticos apropiadas para tratar las crisis epilépticas.

Para empezar con la dieta, se debe tener como mínimo dos días de ayuno, por lo que se aconseja un control hospitalario del niño. En esta dieta, cuanto más hidratos de carbono se eliminen es mejor, al salir del hospital, la nutrióloga le dará a los padres unos esquemas de alimentación que deberá seguir el niño. Estos esquemas están armados de acuerdo a la altura, peso y edad de cada paciente, para lograr el metabolismo cetónico deseado.

Algunos alimentos permitidos en la dieta cetogénica con sus restricciones son:

Vegetales: Acelga, Coliflor, Pepinos, Espinaca, Lechuga, Arvejas, Calabaza, Betabel, etc.

Frutas: Compota de manzana, Frutilla, Durazno, etc.

Carnes: Bola de lomo, Pechuga de Pollo, etc.

Pescados: Merluza, Atún

Grasas: Aceite de maíz, Mayonesa casera.

Sin restricción: Sacarina, sal, pimienta, esencias.

Hay que anotar la cantidad de líquidos ingeridos, hacer estudios de orina para determinar las cetonas en orina de preferencia 3 ó 4 veces al día, llevar un registro de las crisis que se presenten, así como las medicinas y tratamientos que se le apliquen.

Es necesario un estricto control del niño tanto por la nutrióloga como por el médico, ya que esta dieta puede traer trastornos clínicos importantes como colesterol alto, deficiencias de vitaminas, hierro, calcio, bajas defensas y pérdida de peso.

La dieta cetogénica, generalmente en combinación con otras terapias antiepilépticas, es eficaz en el control de la epilepsia refractaria de la infancia, sobre todo en pacientes diagnosticados de síndrome de Lennox Gastaut. Hasta el 50% de los que comenzaron la dieta mantienen un buen control de las crisis al cabo de 2 años del tratamiento con la dieta.

Algunos de los efectos secundarios peligrosos son:

❏ Infecciones estafilocócicas.

❏ Retraso o detención del crecimiento.

❏ Hipoglicemia.

❏ Exceso de grasa en la sangre.

❏ Litiasis renal secundaria a depósitos de calcio en el tracto urinario.

❏ Enfermedad del nervio óptico.

Recomendaciones alimenticias para los pacientes epilépticos

1. Es incuestionable que la nutrición del cerebro es fundamental para mantener su función en óptimas condiciones. Por un lado, para proteger las neuronas y disminuir el deterioro de la transmisión eléctrica y la función de los neurotransmisores, es importante seguir unas pautas alimenticias saludables que estimulen la función, mantengan la estructura de las neuronas e, incluso, las protejan contra el envejecimiento; y, por otro lado, para lograr el imprescindible aporte de sangre que permita que los nutrientes le lleguen en la proporción suficiente.

2. Lleva una dieta sana en la que las frutas y las verduras estén siempre presentes, ya que éstas ayudan a proteger las células del cerebro.

3. La proteína que proviene de las fuentes vegetales también son esenciales para el cerebro.

4. Evita los hábitos tóxicos como el alcohol, tabaco y las drogas, ya que favorecen los radicales libres y sobretodo interfieren en la síntesis de los neurotransmisores.

5. Está comprobado que comer unos arándanos todos los días, ayudan considerablemente a mejorar la función cerebral.

6. Equilibra tu dieta a fin de que no falten antioxidantes, escoge en especial la vitamina A, C, E y el selenio; para eso aumenta tu consumo de frutas, verduras, legumbres y cereales integrales; en cambio disminuye la carne roja, los embutidos, las grasa y los alimentos refinados e industrializados.

7. El exceso de azúcar no es adecuado, ya que afecta la circulación, a los tejidos y al final favorece las crisis generalizadas por disparos descontrolados del foco epiléptico; es mejor el uso de azúcares complejos, provenientes de las frutas o los cereales.

8. Los hidratos de carbono que se obtienen de los cereales como el arroz, la avena, el trigo, las pastas integrales, y las legumbres como los frijoles, los chícharos y las habas, etc., nos ofrecen calorías de fácil asimilación y uso, vitaminas, minerales y otros componentes necesarios para la salud del cerebro.

9. Masticar 8 almendras todos los días ayuda a mejorar el funcionamiento cerebral.

10. Deja remojando 7 almendras en un vaso de agua durante toda la noche, quítales la piel y hiérvelas en un vaso de leche. Tómate esta leche todos los días.

11. No olvides tomar todos los días abundante agua, más del 80% de nuestro cerebro es agua, y necesita mantenerse bien hidratado; el sueño incontrolado que se presenta durante el día sin razón aparente y las alteraciones eléctricas de las neuronas, casi siempre son el resultado de una mala hidratación.

12. Una sangre libre de grasas es imprescindible para que las arterias que nutren nuestro cerebro estén limpias y lo hagan correctamente; el ajo, la lecitina de soya, la fibra y los ácidos grasos como el omega 3 y 6 son las mejores armas para lograrlo.

13. Controla tu colesterol a través de una dieta que incluya verduras, frutas y cereales en lugar de comidas grasas, (a menos que un médico te haya indicado y te controle una dieta cetogénica).

14. Reduce al máximo o elimina los alimentos que contengan grasas saturadas, especialmente los alimentos grasos de origen animal, que son ricos en grasas saturadas ya que aumentan los niveles de colesterol malo.

15. Sustituye la carne grasa, la mantequilla, la leche completa y sus derivados cuajados completos, el huevo, las grasas animales como la manteca, por otras fuentes de proteínas, como las legumbres y los frutos secos y las grasas, por aceites vegetales como el aceite de oliva, de girasol o de maíz.

16. Te recomiendo el consumo de pescado azul o soya, tres comidas a la semana, con la finalidad de aportar al cuerpo ácidos grasos omega, necesarios para mejorar la neurotransmisión cerebral.

17. Los ácidos grasos omega 3 y omega 6 protegen tu cerebro, para consumirlo incluye en tu dieta, aceite de linaza, lecitina de soya o soya entera y pescado. La lecitina de soya puedes tomarla en forma de aceite o cápsulas. La dosis habitual es de una o dos cucharadas diarias o un par de cápsulas al día.

18. La falta de vitamina B12, ácido fólico y hierro también pueden repercutir en nuestra función neurológica.

19. Las algas marinas, ayudan a evitar una enfermedad llamada hipotiroidismo y la acumulación de metales pesados que también son responsables de las fallas y los daños cerebrales.

20. Haz comidas sencillas, procura no combinar en la misma comida las proteínas y los hidratos de carbono. Es decir, en la comida come leguminosas o pescado, y deja los cereales para la mañana o la noche.

21. Inicia tus comidas con un plato de verduras crudas, para que sus vitaminas y minerales se aprovechen de la mejor forma.

22. Procura condimentar tu comida con sal marina integral, aceite de oliva extra virgen, limón o vinagre de manzana, hierbas aromáticas frescas o secas.

23. Evita la combinación de productos lácteos y carne, porque equivale a sobrecargar al organismo y hace más lenta la digestión, por lo tanto, se lleva a cabo un mayor secuestro sanguíneo, sacrificando la circulación cerebral.

24. La fruta debe formar parte de una comida aparte, puede ser el desayuno, la cena o una colación intermedia.

25. Incluye jengibre en tus alimentos. El jengibre fluidifica la sangre, previene la formación de trombos y disminuye la presión sanguínea cerebral.

26. La Vitamina A, es un nutriente antioxidante. Se obtiene a través de los carotenos y especialmente del betacaroteno, que se encuentra en muchos vegetales de color naranja, rojo o amarillo, como la zanahoria, la verdolaga, las espinacas, el berro, la borraja, la albahaca, la calabaza, el tomate, el cilantro, el espárrago y el diente de león, entre otras.

27. La Vitamina C, es necesaria para la absorción de la vitamina A y E. Tiene propiedades antioxidantes, y es importante para la absorción del hierro, del calcio y de otros aminoácidos. Entre los principales alimentos ricos en esta vitamina tenemos a los pimientos, a los cítricos como la naranja, los limones, las toronjas, el kiwi, las fresas, las guayabas, etc.

28. Vitamina E, que protege las membranas celulares de la oxidación mediante la protección de sus ácidos grasos. Una falta de esta vitamina parece produce cambios en las células de algunos tejidos, como las neuronas, alterando su función y propiciando el desarrollo de crisis. La falta de esta vitamina produce una mala digestión de las grasas. Las verduras y hortalizas de color verde, así como los vegetales ricos en aceite, son las que poseen más cantidad de esta vitamina, como, por ejemplo, la verdolaga, los espárragos, la lechuga, los chícharos, las nueces, el germen de trigo o las semillas de girasol, que son las que tienen el contenido más alto.

29. Tómate una cucharada sopera de aceite de germen de trigo cada mañana.

30. La mejor prevención alimenticia es el consumo de fruta, especialmente las más desintoxicantes que son la naranja, la mandarina y el limón. Lo ideal es elegir un día de la semana para comer solamente fruta.

31. La mayoría de los alimentos del menú diario, para nutrir correctamente al cerebro y ayudar en su función, deben venir del grupo de los productos derivados de los granos (arroz, pan, cereales), y de los grupos de los vegetales y de las frutas.

32. Utiliza en tus alimentos mucho ajo y cebolla; tienen una acción vasodilatadora periférica, y son excelentes para mejorar la circulación del cerebro.

33. Para reforzar tu sistema nervioso, consume jalea real. La jalea real es un producto que se presenta como una emulsión semifluida, de color blancuzco o blanco amarillento, de sabor ácido ligeramente picante, no dulce en absoluto, de olor fenólico y con reacción claramente ácida. La jalea es el alimento de las larvas obreras y zánganos hasta su tercer día, de las larvas reinas hasta el quinto día y de la reina adulta durante toda su vida.

Hoy en día ya se ha demostrado que la jalea real es un factor acelerador del crecimiento. También han llegado a un nivel interesante las conclusiones sobre la acción favorecedora, aumentando el consumo de oxígeno en los tejidos.

Favorece el crecimiento de los niños, para estudiantes aumenta la capacidad intelectual y la memoria, y de manera general es un excelente apoyo en el tratamiento de enfermedades neurológicas como la epilepsia; está indicada para estados postoperatorios, anémicos y personas sometidas a un gran esfuerzo físico o intelectual, actúa beneficiosamente sobre la piel, renovando las células y tonificando los tejidos.

Se recomienda de forma general la administración de una dosis de 100 mg. de producto seco al día, durante un período de dos meses, con un intervalo de descanso de 2 a 3 meses, tras el cual se vuelve a iniciar el tratamiento.

34. Incluye un licuado nutricional de fibra con 200 mg. de vitamina C al día.

XVII. RECETARIO PARA LA EPILEPSIA

Sopa de apio

(1 porción) 90 calorías por porción

INGREDIENTES

- 2 tazas de apio
- 1/4 de taza de hojas de apio
- 1 diente de ajo
- 1 pedazo de cebolla
- 2 cucharaditas de margarina
- 1 cucharadita de consomé de pollo
- 2 tazas de agua

PREPARACIÓN

Licúa el apio con todo y hojas, el ajo y la cebolla. Derrite la margarina y añádele la mezcla de apio junto con el consomé. Deja hervir la sopa moviéndole hasta que desaparezca la espuma.

Sopa de lentejas y espinacas

(4 porciones) 170 calorías por porción

∞

INGREDIENTES

- 160 gramos de lentejas
- 1 taza de espinacas cortadas en tiras
- 2 cucharaditas de aceite de oliva
- 1/2 taza de cebolla picada
- 1 diente de ajo machacado
- 2 tazas de caldo de pollo desgrasado
- 1/4 de cucharadita de comino en polvo
- 1 cucharada de cilantro picado
- 2 cucharaditas de jugo de limón
- Agua
- Aceite en aerosol
- 1/4 de cucharadita de sal
- Pimienta
- Cilantro para adornar

PREPARACIÓN

En una cazuela caliente con el aceite en aerosol, agrega la cebolla y el ajo y acitrónalos hasta que queden transparentes. Agrégales el caldo, dos tazas de agua y las lentejas. Cuando empiecen a hervir, baja el fuego y cuécelas durante 45 minutos. Agrega las espinacas, el jugo de limón, el cilantro, comino, sal y pimienta. Cocina 5 minutos más y si están tiernas las espinacas está lista para servir.

Sopa de berros

(4 porciones) 251 calorías por porción

INGREDIENTES

- 2 cucharadas de margarina
- 1 cebolla rebanada
- 1 diente de ajo machacado
- 2 manojos de berros frescos lavados y picados
- 1/2 cucharadita de tomillo
- 1 cucharadita de orégano
- 1 cucharada de perejil fresco picado
- 4 papas grandes peladas y rebanadas
- 5 tazas de caldo de pollo caliente
- 1/2 taza de crema
- Sal y pimienta

PREPARACIÓN

Calienta la mantequilla a fuego medio en una cacerola; ponle la cebolla y el ajo para sofreírlos a fuego bajo durante 4 minutos. Agrégale los berros y los condimentos. Revuélvelos y tapa la cacerola para sofreírlos 8 minutos a fuego lento, moviéndole ocasionalmente. Agrega las papas y el caldo de pollo. Sazónalos y deja que empiece a hervir, para cocerlos durante 30 minutos a fuego medio. Pasa la sopa por un colador, ponla en un tazón y agrégale la crema. Puedes ponerle páprika antes de servir.

Arroz verde

(4 porciones) 257 calorías por porción

INGREDIENTES

- 2 tazas de arroz
- 1 cebolla mediana o chica
- 2 dientes de ajo
- 2 tazas de consomé de pollo
- 2 tazas de leche
- 2 ó 3 chiles poblanos
- 1/2 taza de queso rallado
- 2 huevos
- Sal

PREPARACIÓN

Mantén el arroz en remojo en agua caliente durante 15 minutos; escúrrelo y fríelo a fuego lento hasta que pierda la humedad y sin dejar que se dore. Retira el exceso de aceite y agrégale la cebolla previamente molida en la licuadora con el ajo y poca sal. Cuando esté bien sazonado, vierte las tazas de consomé y ponlo a hervir. Mientras tanto, asa los chiles poblanos, pélalos y muélelos en la licuadora con leche y sal. Agrega este licuado al arroz, tapa el recipiente y espera a que se seque el contenido. En este punto agrégale el queso rallado y adorna cada plato con rebanadas de huevo cocido.

Sopa de verduras

(5 porciones) 205 calorías por porción

INGREDIENTES

- 2 zanahorias cortadas en cuadritos
- 1/2 taza de chícharos pelados
- 1 papa pelada y cortada en cuadritos
- 1/2 taza de ejotes picados
- 2 elotes partidos en rodajas
- 6 tazas de caldo de pollo
- 2 jitomates grandes picados
- 1 trozo de cebolla
- 2 dientes de ajo
- Chile serrano al gusto
- Perejil
- Aceite de oliva para freír
- Sal

PREPARACIÓN

Pon a cocer las zanahorias, chícharos, papas, ejotes y elotes, junto el caldo de pollo. Mezcla en la licuadora el jitomate con el ajo y la cebolla; fríelos y sazónalos; viértelos sobre el caldo donde se cocieron las verduras. Añade perejil, sal y chile serrano al gusto.

Pasta integral con fruta

(4 porciones) 392 calorías por porción

INGREDIENTES

- 2 tazas de pasta integral (la que quieras)
- 3 tazas de espinacas
- 1 taza de fresas rebanadas
- 1/2 taza de kiwi en rebanadas
- 1/4 de taza de nueces
- 1/4 de taza de queso parmesano
- 1/2 taza de vinagre balsámico

PREPARACIÓN

Pon a cocer la pasta en suficiente agua con sal y un chorrito de aceite hasta que esté aldente. Escúrrela y pásala por el chorro de agua fría. Coloca la espinaca lavada y desinfectada en un tazón, mézclala con la pasta, agrega las fresas, el kiwi, nueces y el queso parmesano. Rocía con el vinagre balsámico, si es necesario agrega un poco de sal y pimienta al gusto.

Sopa de papa

(4 porciones) 336 calorías por porción

INGREDIENTES

- 4 papas blancas medianas
- 1/2 taza de tocino picado
- 1 jitomate mediano
- 1 trozo de cebolla
- Aceite vegetal
- Consomé de pollo
- Sal

PREPARACIÓN

Pela las papas y córtalas en rectángulos. En la licuadora, muele el jitomate con el trozo de cebolla y un poco de sal. En un recipiente con poco aceite, fríe el jitomate molido hasta que sazone. Agrega las papas cortadas y el tocino, después de freírlas unos minutos, viérteles el consomé. Ponle sal al gusto y déjala hervir hasta que la papa esté bien cocida.

Arroz con atún a la poblana

(4 porciones) 292 calorías por porción

❧

INGREDIENTES

- 1/4 de cebolla picada
- 25 grs. de mantequilla
- 1 lata de atún
- 2 tazas de arroz cocido
- 4 chiles poblanos asados, pelados y sin semillas
- 1/4 de cebolla
- 1/4 de taza de caldo de pescado
- 3/4 de taza de crema
- Sal al gusto
- Pimienta al gusto
- 10 grs. de mantequilla

PREPARACIÓN

Acitrona la cebolla picada en la mantequilla, agrégale el atún y el arroz cocido, retírala del fuego. Muele los chiles con el trozo de cebolla, el caldo, la crema, y sazónalos con sal y pimienta. Vacía el arroz con el atún en un refractario engrasado con mantequilla y báñalo con la salsa. Hornéalo a $190°$ C por 30 minutos.

Sopa de charales

(1 porción) 140 calorías por porción

INGREDIENTES

- 60 grs. de charales frescos y sin cabeza
- 1 xoconostle
- 1/4 de taza de cebolla picada
- 1 chile serrano
- 1 jitomate
- 1 diente de ajo
- 1 cucharada de perejil picado
- 1 cucharada de cilantro picado
- 2 cucharaditas de aceite de oliva
- 1/2 litro de agua
- Sal

PREPARACIÓN

En el comal, dora los charales y hiérvelos en agua con sal hasta que se suavicen. En el aceite sofríe la cebolla y el ajo picados, agrega el jitomate molido en crudo, el xoconostle cortado en cuadros chicos, el chile cortado en rueditas, el cilantro y el perejil. Agrégale los charales y déjalos sazonar durante 20 minutos más.

Ensalada de manzana

(2 porciones) 285 calorías por porción

INGREDIENTES

- 4 manzanas amarillas
- 300 g. de zanahorias
- 1 lechuga
- 1 aguacate
- 1 pepino
- Aceite
- Vinagre
- Sal

PREPARACIÓN

Lava y pela las manzanas, se descorazonan, se parten por la mitad y se cortan en gajos finos. Después pela el aguacate, quítale el hueso y córtalo en láminas. Corta el pepino en rodajas y ralla la zanahoria. En una fuente, coloca las rodajas de manzana en el borde, a continuación el aguacate y en el centro la zanahoria. Adorna con las rodajas de pepino y la lechuga cortada en juliana. Se aliña con sal, aceite y vinagre.

Ensalada de betabel

(4 porciones) 215 calorías por porción

INGREDIENTES

- 1 lechuga
- 2 tomates
- 1 pimiento rojo
- 1 tallo de apio
- 1 atado de berro
- 2 betabeles cocidas
- Sal
- Limón

PREPARACIÓN

Lava y desinfecta bien todas las verduras. Corta la lechuga en juliana, los tomates en cubitos, el pimiento en juliana pequeña, el apio picado, las hojas de berro picadas y los betabeles cocidos y cortadas en cubitos. Mezcla la sal y el limón para aderezar la ensalada.

Ensalada de pera

(4 porciones) 256 calorías por porción

INGREDIENTES

- 4 peras frescas y maduras
- 1 1/2 taza de uvas negras
- 60 grs. de queso de soya
- 3 cucharadas soperas de almendras tostadas, partidas y peladas
- Aderezo de limón
- Lechuga

PREPARACIÓN

Quítales el corazón a las peras y córtalas en rodajas, quítales la semillas a las uvas, y corta el queso en cuadraditos. Arregla la lechuga sobre una ensaladera o fuente grande y coloca las rodajas de pera y las uvas encima. Esparce el queso y las nueces, antes de agregar el aderezo.

Ensalada de brócoli

(2 porciones) 40 calorías por porción

INGREDIENTES

- 4 tazas de brócoli, no muy cocido
- 5 dientes de ajo machacados
- 2 cucharaditas de aceite de oliva
- 1/2 cucharadita de orégano
- 1/2 taza de pimiento rojo, cortado en rajas

PREPARACIÓN

Calienta el aceite y agrégale el brócoli, el ajo y el orégano. Déjalo a fuego lento por tres minutos, hasta que el ajo adquiera un tono café. Agrégale el pimiento, déjalo dos minutos más y sirve.

Ensalada de manzana y col

(2 porciones) 254 calorías por porción

INGREDIENTES

- 1 manzana roja cortada en dados
- 2 tazas de col rebanada
- 2 tazas de apio picado
- 1/2 taza de uvas verdes
- 200 grs. de queso panela cortado en cubos
- 1 cucharada de jugo de limón
- 3 cucharadas de yogurt natural descremado
- 1 cucharadita de miel de abeja
- 1 cucharadita de aceite de oliva

PREPARACIÓN

En un tazón combina el jugo de limón, el yogurt, la miel y el aceite, revuelve hasta integrar los ingredientes. En un recipiente mezcla la manzana con la col, el apio, las uvas y el queso. Reparte la ensalada en porciones y báñala con el aderezo.

Ensalada de frutas y pimientos

(4 porciones) 322 calorías por porción

INGREDIENTES

- 1 lata de piña en almíbar
- 150 grs. de uvas
- 1 trocito de apio
- 2 pimientos morrones
- 1 bote de queso cottage
- 50 grs. de nueces picadas
- 1 cucharada de mostaza

PREPARACIÓN

Bien escurridas las rebanadas de piña, córtalas en trocitos. Las uvas y los pimientos se pelan; el apio y las nueces se pican finamente. Desbarata el queso con una batidora y sazónalo con la sal y la mostaza; a esto revuélvele todo menos la nuez y la mitad de las uvas. Sírvelo en un platón de cristal y adórnala con la nuez y las uvas restantes.

Verduras al vapor

(4 porciones) 235 calorías por porción

INGREDIENTES

- 1 Kg. de chayotes medianos
- 500 gramos de zanahorias
- 1 cebolla grande
- 150 gramos de margarina
- Sal
- Pimienta

PREPARACIÓN

Pela los chayotes y las zanahorias, pártelos por la mitad y se cortan al sesgo. En una cacerola de aluminio grueso pon todos los ingredientes a un tiempo, agrega medio vaso de agua sal y pimienta al gusto. Tapa muy bien y deja cocer a fuego lento.

Ensalada de atún y legumbres

(2 porciones) 276 calorías por porción

INGREDIENTES

- 175 grs. de alubias grandes cocidas
- 1 cebolla roja cortada en aros finos
- 250 grs. de atún escurrido
- 2 cucharaditas de vinagre de manzana
- 5 cucharadas de aceite de oliva
- Sal
- Pimienta

PREPARACIÓN

Mezcla las alubias con la cebolla; coloca el atún en el centro de una ensaladera, y rodéalo con la mezcla de alubias y cebolla; rocía por encima con el vinagre y el aceite, agrega sal y pimienta al gusto.

Ensalada de soya

(1 porción) 423 calorías por porción

❧

INGREDIENTES

- Lechuga
- Tomate
- Germen de soya
- Tofu
- Un par de nueces
- Cacahuates
- Levadura de cerveza
- Eneldo

PREPARACIÓN

Corta la lechuga, trocea el tomate, y añade el germen de soya. Corta el tofu en trocitos, y agrégalo a la lechuga, junto con las nueces y los cacahuetes. Por último, ponle a la ensalada un poco de levadura de cerveza y el eneldo. Sírvela inmediatamente.

Lasaña con puerros y lentejas
(2 porciones) 382 calorías por porción

INGREDIENTES

- 250 grs. de lasaña
- 150 grs. de champiñón
- 1 litro de bechamel
- 300 grs. de puerros
- 100 grs. de lentejas
- 50 grs. de queso rallado
- 1 zanahoria
- 300 grs. de tomate
- Margarina
- Sal y pimienta al gusto

PREPARACIÓN

Corta los puerros en juliana fina, pica los champiñones y la zanahoria, pela y pica los tomates. Fríe el puerro hasta que acitrone, añade la zanahoria, el tomate y el champiñón. Sazona con sal y mantenlo a fuego lento durante 20 minutos y agrega las lentejas cocidas. Cuece las hojas de lasaña durante 5 minutos en una cazuela grande con agua con sal y unas cucharadas de aceite. Cuida que no se peguen entre sí. Escúrrelas y extiéndelas sobre un paño seco. Pon la bechamel a fuego lento. Unta con un poco de margarina el fondo de un refractario de horno. Extiende la capa de pasta. Cúbrela con una capa del relleno de puerros y lentejas. Alterna las capas hasta alcanzar unos 5 cms. de altura. Cubre las capas con la bechamel y espolvoréalas con el queso rallado. Gratínala en el horno durante unos 4 minutos, hasta que se dore.

Croquetas de avena

(2 porciones) 329 calorías por porción

INGREDIENTES

- 1/4 de leche de soya
- 250 grs. de avena
- Castañas ralladas al gusto
- Sal al gusto

PREPARACIÓN

Mezcla todos los ingredientes, forma las croquetas y colócalas con una cuchara en un refractario y ponlas en el horno hasta que se doren. Sírvelas con ensalada, arroz integral y una salsa de tomate sobre las croquetas.

Chiles rellenos al horno

(3 porciones) 318 calorías por porción

INGREDIENTES

- 6 chiles poblanos, asados, pelados y desvenados
- 1 1/2 tazas de arroz blanco guisado
- 1 taza de crema
- 3 cebollitas de cambray
- 1/2 cucharadita de sal
- 1 taza de caldillo de jitomate
- Queso añejo al gusto

PREPARACIÓN

Rellena los chiles con el arroz y colócalos en un platón refractario. Mezcla en la licuadora la crema, cebollitas y sal; baña los chiles con el caldillo de jitomate y encima la crema y el queso añejo espolvoreado. Hornéalos durante 10 minutos a 190°C.

Robalo en champiñones

(4 porciones) 254 calorías por porción

INGREDIENTES

- 2 cucharadas de mantequilla
- 1 Kg. de robalo en trozos
- 1/2 Kg. de champiñones frescos
- 4 dientes de ajo picados
- 3 ramas de epazote picadas
- Sal al gusto

PREPARACIÓN

Derrite en un sartén la mantequilla sin dejarla quemar, fríe ligeramente los trozos de robalo, agrégale los champiñones, ajo y epazote. Cocínalo a fuego lento 10 minutos y sazónalo con sal.

Picadillo de soya

(4 porciones) 425 calorías por porción

INGREDIENTES

- 300 grs. de soya texturizada cocida y exprimida
- 2 papas medianas cortadas en pequeños cuadritos
- 6 zanahorias rayadas y picadas en cuadritos pequeños
- 200 grs. de pasitas
- 2 jitomates
- 2 chiles serranos
- 1/4 de cebolla blanca
- 2 dientes de ajo
- Agua

PREPARACIÓN

Los jitomates y los chiles se cocinan hasta que estén bien cocidos, después licúa los jitomates con la cebolla, el ajo y el caldillo en el que cociste el jitomate. Pon a cocer las papas junto con las zanahorias en agua hasta que estén suavecitas. Fríe la soya en un poco de aceite de oliva, y ya que esté lista agrégale la salsa, déjala hervir por 5 minutos y ponle las papas, la zanahoria y las pasitas; cocínalo otros 5 minutos y listo.

Champiñones al ajillo

(2 porciones) 175 calorías por porción

INGREDIENTES

- 1/4 Kg. de champiñones frescos
- Un puñado de harina integral
- 1/2 barra de margarina
- Una cabeza de ajo picado finamente
- Un poco de jugo sazonador
- Salsa de soya
- Pimienta molida
- Tres o cuatro chiles de árbol, cortados en tiras y sin semillas
- Un poco de consomé en polvo
- Sal al gusto

PREPARACIÓN

Coloca los champiñones en un tazón con agua cúbrelos y espolvoréalos con la harina. Revuelve fuerte el agua con la mano procurando dejarlos limpios y blancos de nuevo. Luego enjuágalos hasta que salga el agua limpia y escúrrelos sobre una servilleta de cocina y rebánalos. Pon al fuego la margarina con los ajos en un sartén con teflón. Déjalos cocer hasta donde empiece a dorar el ajo y agrégales los chiles, en cuanto empiecen a tomar un color dorado los ajos, agrégale los champiñones y sazónalos con el jugo sazonador y la salsa de soya. Déjalos cocinar a fuego medio hasta que queden suaves, espolvoréales consomé, pimienta y sal, y sírvelos en un tazón de cristal.

Taquitos de verduras

(6 porciones) 257 calorías por porción

INGREDIENTES

- 1/2 Kg. de flor de calabaza
- 1/2 taza de elotes cocidos
- 2 tazas de calabacitas picadas
- 1/2 taza de rajas de chile poblano
- 11 tortillas pequeñas
- 120 grs. de queso chihuahua, rallado
- 4 jitomates asados
- 1 pedazo de cebolla
- 2 dientes de ajo
- 1 rama de epazote
- 2 cucharadas de margarina

PREPARACIÓN

Haz una salsa con los jitomates asados y molidos, el ajo, el epazote y la cebolla, sazónala. Toma la tercera parte de esta salsa y viértela sobre las calabacitas, la flor ya limpia, los chiles, los granos de elote y ponlos a cocer en una cacerola hasta que se sequen las verduras. Engrasa un molde con la margarina, pon el relleno anterior en las tortillas calientes, enróllalas y colócalas en el refractario. Cubre los tacos con el resto de la salsa de jitomate y espolvoréales el queso rallado. Mete el refractario al horno a calor regular para derretir el queso.

Filete de cazón a la veracruzana

(2 porciones) 295 calorías por porción

INGREDIENTES

- 350 grs. de cazón en filete
- 2 jitomates
- 2 chiles cuaresmeños en vinagre
- 1 clavo
- 2 pimientas negras
- 1 raja de canela
- 1 cucharada de cebolla
- 1 cucharada de perejil
- 1 diente de ajo
- 4 cucharadas de aceite de oliva
- El jugo de 1 limón
- Agua
- Sal

PREPARACIÓN

Macera el pescado limpio en el jugo de limón. Tritura en el molcajete el clavo, las pimientas y la canela. Asa los jitomates, muélelos con el ajo y la mezcla de especies. En el aceite acitrona la cebolla, añade el jitomate, un poco de agua, el perejil y sazónalo. Al soltar el hervor, agrega el pescado y por último los chiles en rajitas. Déjalo hervir por 15 minutos a fuego lento.

Cacerola de atún

(2 porciones) 365 calorías por porción

INGREDIENTES

- 300 grs. de atún crudo partido en cubos
- 2 cucharadas de harina
- 3 cucharadas de aceite
- 2 dientes de ajo
- 2 cucharadas de cebolla
- 1 zanahoria picada
- 1 rama de apio picada
- 2 jitomates pelados y picados
- 1/2 taza de vinagre blanco
- 1 taza de vino blanco
- 1 cucharada de sal
- 1/4 cucharadita de pimienta
- 1 hoja de laurel

PREPARACIÓN

Enharina el pescado, fríelo junto con el ajo y la cebolla en el aceite, añade las verduras y el jitomate. Después de 5 minutos agrega el vinagre y el vino blanco, sazónalo con sal, pimienta y laurel. Tapa y déjalo hervir 20 minutos más.

Paella vegetariana

(2 porciones) 264 calorías por porción

❧

INGREDIENTES

- 1 taza de arroz integral
- Un puñado de chícharos
- 1 zanahoria
- Un puñado de elote
- 1/4 Kg. de champiñones
- Un par de setas
- Un poco de aceite de oliva
- Pimiento verde y rojo
- Una pizca de azafrán
- 4 vasos de agua
- Sal al gusto

PREPARACIÓN

El arroz integral se deja toda la noche en agua. Trocea el pimiento, la zanahoria, los champiñones y las setas. Reahoga todo con poco aceite de oliva, el arroz, los pimientos, después los champiñones y las setas. Agrega el agua, la zanahoria, los chícharos, el elote, el azafrán y la sal y déjalo a fuego lento durante una hora.

XVIII. FRUTOTERAPIA PARA LA EPILEPSIA

La fruta es un alimento indispensable en una dieta equilibrada. La frutoterapia o jugoterapia ha sido utilizada como tratamiento preventivo y curativo para combatir diversas enfermedades del cerebro, y la epilepsia no es la excepción.

La ventaja que ofrece la jugoterapia es que permite mezclar varias frutas y elaborar combinaciones que proporcionan los nutrientes y sustancias, que requiere el cerebro para su correcto funcionamiento.

La terapia de jugos de frutas y verduras tiene sus bases y principios, debemos considerar que para que esta clase de terapia tenga buen efecto terapéutico, o un efecto revitalizante, las frutas y las verduras deben estar maduras, frescas, íntegras, naturales y libres de productos químicos.

Además de los nutrientes, los jugos aportan agua al cuerpo y como consecuencia al cerebro, ayudando así a mantenerlo bien hidratado, los hidratos de carbono de las frutas son de fácil asimilación por lo tanto serán usados de manera inmediata, manteniendo niveles razonables de glucosa en la sangre por lo que no tienen los efectos perjudiciales de los azúcares refinados, que ya vimos terminan por sobreexcitar los focos epilépticos y favorecer las crisis generalizadas.

La forma de ingerir los jugos es poco a poco o trago a trago, buscando siempre el deleite al retenerlos en la boca por un momento y así mezclarlos con la enzima proveniente de las glándulas salivales para iniciar su digestión.

Todos los jugos son nutritivos y la forma más adecuada de tomarlos es una hora antes del desayuno o de dos a tres horas después de la comida, nunca junto con los alimentos. En casos especiales el tratamiento, así como la dosis y los horarios, serán recomendados por el médico.

Además de las frutas que proporcionan los nutrientes necesarios para la formación de neurotransmisores y su correcto funcionamiento, existen frutas que por sus componentes nos resultan extraordinarias para depurar y desintoxicar el cuerpo, parte complementaria y trascendente de la frutoterapia para la epilepsia.

Entre ellas tenemos los jugos naturales de uva, manzana, zanahoria y naranja, en temporada el mango, la zarzamora y el durazno; la duración de la desintoxicación va de 5 a 12 días dependiendo de la edad del paciente, en cada uno de esos días se come únicamente una de las frutas sin mezclarlas durante todo el día, junto con el jugo de la misma fruta; en algunos casos y preferentemente con los niños, se alterna el día de monodieta de fruta con un día de una alimentación completa de poco residuo y natural.

En la actualidad es posible preparar las bebidas a base de frutas y verduras en la licuadora o en el extractor, separando sus componentes, lo que hace que su digestión y asimilación sea más fácil, rápida y no se mantenga mucho tiempo en el estómago e intestino para no provocar alteraciones digestivas, fermentaciones o la producción de sustancias tóxicas.

Las frutas indicadas para ayudarnos en el tratamiento de los pacientes epilépticos son:

Naranja, limón, ciruela amarilla o de jobo, plátano.

Naranja

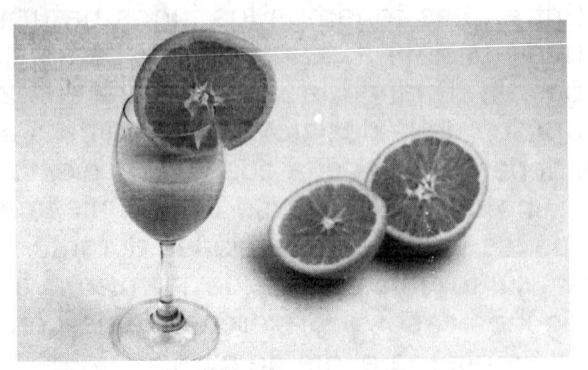

Los cítricos y, en especial, las naranjas, constituyen la solución perfecta a la hora de combatir muchas enfermedades pero también para mantener el buen tono vital cuando se goza de salud. El ácido cítrico, que es oxidante, depurativo, desinfectante y microbicida, estimula la eliminación de todas las sustancias que no se han metabolizado y que reposan en los distintos órganos. Además, su abundancia en sales minerales equilibra las dosis de nutrientes necesarios para el organismo, incluyendo al sistema nervioso central.

La naranja contiene diferentes sustancias que contribuyen a mejorar el buen estado del organismo, es rica en vitamina C, betacarotenos y bioflavonoides, contiene pequeñas cantidades de las vitaminas B1, B2, B3, B5, B6 y E. Los minerales que contiene son el calcio, fósforo, hierro, magnesio, potasio y sosa.

La naranja combate sustancias nocivas o pesadas del flujo sanguíneo y aporta vitalidad a las células para que cumplan mejor con sus funciones. Es la fruta que almacena una mayor cantidad de energía solar, por eso se le conoce como el alimento solar por excelencia.

Las sales de magnesio que contiene la naranja fortalece el funcionamiento del cerebro, el fósforo que tiene cantidades suficientes es indispensable para el desarrollo del sistema nervioso central. El ácido cítrico depura los tejidos nerviosos.

La naranja tonifica, calma los nervios y ayuda a conciliar el sueño, está indicada en el tratamiento auxiliar de enfermedades como la epilepsia e insomnio, estimula el sistema circulatorio, el sistema nervioso, casos de neurastenia, convulsiones nerviosas, jaquecas, calambres, inapetencia, intoxicaciones, debilidad física, hemorroides, alteraciones del colon, hipos recurrentes, enfermedades de la próstata, pancreatitis, reumatismo, artritis, obesidad, etc.

Una época del año en la que se recomienda de forma especial hacer uso de los cítricos naranjas, limones, mandarinas, toronjas es el invierno, coincidiendo con su tiempo de maduración y mayor excelencia en la calidad de sus vitaminas.

Cuando las exprimas, no guardes el jugo en el refrigerador por más de 30 minutos, pues sus vitaminas y minerales se habrán perdido por una acción natural.

Dosis: Tres días de dieta a base de naranja, una vez al mes como terapia preventiva dará muy buenos resultados. Empezar el desayuno con un buen jugo de naranja es siempre bueno y casi imprescindible. Es recomendable al hacer esta cura de naranjas, acompañarla de comidas variadas y naturales (ver el recetario), eliminar las frituras y ejercitar el cuerpo, caminando durante el día lo más que pueda (ver más adelante mecanoterapia).

Limón

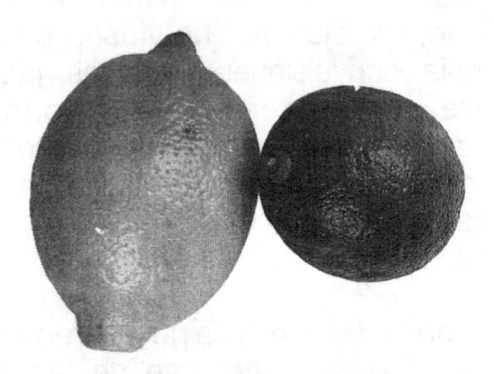

El limonero se produce en zonas de clima templado y actualmente se cultiva en todas las regiones tropicales y subtropicales del mundo. El limón tiene una forma ovalada o elíptica, según su variedad, es una fruta entre amarillo y verde, con una fuerte corteza que oculta una capa blanca esponjosa e insípida y su pulpa tiene un tono pálido amarillento, formada por ocho o diez segmentos o gajos que encierran pequeñas pepitas.

Los limones sanos, carentes de defectos ocasionados por lesiones debidas al manejo y transporte, quemaduras de sol, heladas, granizo, virus u hongos, se pueden conservar perfectamente y durante varias semanas a temperatura ambiente sin necesidad de utilizar el refrigerador. Si se utilizan fuentes de frío se pueden conservar en óptimas condiciones hasta por un mes.

Entre todos los cítricos, el limón es quizás el que ofrece más beneficios para la salud, básicamente, el poder curativo del limón reside en su bajo contenido energético, su nivel equilibrado en sodio y potasio y por supuesto, en la vitamina C.

El limón es un poderoso depurativo, purificando la sangre en muy poco tiempo, si sigue el régimen correcto, evita y combate la vejez prematura porque rejuvenece las células de la sangre y de los tejidos. Los limones contienen una gran cantidad de vitamina C; en menor cantidad: A, E, y vitaminas del grupo B;

además de potasio, magnesio, calcio y fósforo, y también cobre, zinc, hierro y manganeso.

Sin duda, el limón es el fruto más utilizado en el campo de la medicina y lo podemos definir como un fruto privilegiado, es muy útil y está indicado para el organismo en todas las edades, en cada una de ellas tiene su indicación especial, desde la infancia y adolescencia, hasta la senectud.

Tomando el jugo del limón durante todos los días, no se sufren dolores de cabeza, el limón en la dosis correcta, calma los desequilibrios del sistema nervioso, y aunque a primera vista, pueda parecer todo lo contrario, después de haberlo tomado, origina en las células nerviosas una rápida desintoxicación que se manifiesta con una reacción de bienestar y un funcionamiento cerebral equilibrado.

El limón despeja el cerebro y, por consiguiente, ello se traduce en una perfecta y clara manifestación del pensamiento y la inteligencia, también combate las pesadillas y el insomnio. El limón tomado en las dosis correctas y bien combinadas, reduce y hace menos violentos los ataques epilépticos.

Es un fruto que está indicado en una gran cantidad de enfermedades entre ellas encontramos, la epilepsia, insomnio, tifus, problemas de nervios, ansiedad, depresiones, hipocondría, melancolías, pólipos, inapetencia, desgano, falta de concentración, acné, catarros, resfríos, gripes, fiebres de todo tipo, problemas causados con inyecciones, úlceras, afecciones de la piel, caspa, seborrea, herpes, inflamaciones del estómago por ventosidades, sarna, difteria, parásitos internos y externos, escarlatina, viruela, etc.

Dosis: Toma el jugo de 5 limones todas las mañanas en ayunas, de 5 antes de comer y 5 antes de cenar, puedes diluirlo en medio vaso de agua tibia y tomarlo con popote, para evitar el sabor ácido.

Ciruela amarilla o de jobo

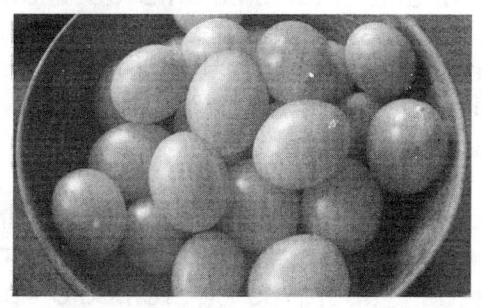

El llamado ciruelo americano es un árbol que pertenece a la familia de las Anarcodiáceas (orden Terebintales), cuyo fruto es muy diferente a la verdadera ciruela, aunque se le conoce con el mismo nombre. Se trata de una drupa pequeña de color rojo o amarillo, de pulpa amarillenta, sabor agridulce, gustosa y con alto contenido en ácido málico, pero de escaso volumen a causa de un endocarpio abultado que alberga semillas atrofiadas. En algunas especies el jugo es agrio.

Tanto el árbol como el fruto del ciruelo americano reciben numerosos nombres: jobo (Centroamérica, Antillas, Colombia, Ecuador, Venezuela, México, Filipinas), xocote o jocote (México, Centroamérica), ciruela colorada (México), ciruela campechana (Cuba), ciruela calentana (Colombia), sismoyo (Costa Rica), marapa (Venezuela). Clasificación científica: los ciruelos son especies del género Prunus, de la familia de las Rosáceas (Rosaceae).

Son una fuente excelente de vitamina A, calcio, magnesio, hierro, potasio, además de fibras, están completamente libres de sodio y colesterol, además de contener una cantidad abundante de vitamina C.

Del ciruelo amarillo, se usa la infusión de sus hojas y los frutos como febrífugos, sudoríficos, abortivos y remedio para la epilepsia, por sus propiedades, además es energética, eminentemente nutritivas, digestivas, depurativas de la sangre y la orina.

Dosis: Come de 2 a 3 ciruelas al día 3 días de la semana.

Plátano

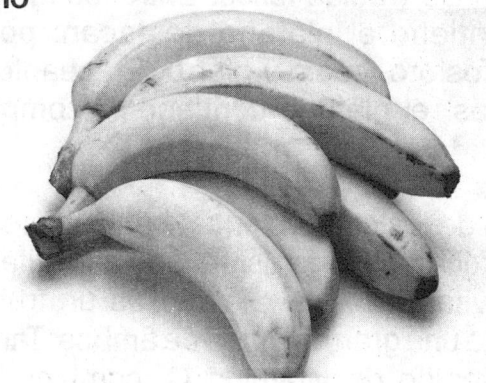

El plátano tiene su origen en Asia meridional, siendo conocido en el Mediterráneo desde el año 650 D.C. La especie llegó a Canarias en el siglo XV y desde allí fue llevado a América en el año 1516. El cultivo comercial se inicia en Canarias a finales del siglo XIX y principios del siglo XX. El plátano macho y el bananito son propios del Sudoeste Asiático, su cultivo se ha extendido a muchas regiones de Centroamérica y Sudamérica, así como de África subtropical; constituyendo la base de la alimentación de muchas regiones tropicales. El plátano es el cuarto cultivo de frutas más importante del mundo. Los países latinoamericanos y del Caribe producen el grueso de los plátanos que entran en el comercio internacional.

Constituye una de los alimentos más milagrosos que nos ofrece la naturaleza, riquísimo en nutrientes, especialmente potasio, vitamina B6 y ácido fólico. Entre los minerales que contiene el plátano destacan: potasio, calcio, fósforo, sodio y hierro. En cuanto a las vitaminas, el plátano contiene A, complejo B y C.

Uno de los componentes beneficiosos para desintoxicar el organismo son las vitaminas C y la vitamina A, el plátano es un fruto que presenta una gran cantidad de ambos. También, su contenido de vitamina C, combinada con su riqueza en fósforo, resulta ideal para el fortalecimiento del sistema nervioso.

En América Latina y sobre todo en México, tenemos una gran variedad de plátanos que se pueden preparar de muchas formas. Comer plátanos resulta muy apropiado para los adultos ya que retrasan el envejecimiento cerebral, en los niños y adolescentes para aumentar las funciones cerebrales.

Pueden comerlo personas diabéticas o con hipertensión.

Dosis: Cómete un plátano maduro al día, una semana de cada mes.

XIX. JUGOTERAPIA

Para complementar el esquema terapéutico, incluye uno de los siguientes jugos de acuerdo a las indicaciones. Algunos dan mejores resultados de acuerdo al tipo de epilepsia que padecen, por lo tanto te recomiendo probarlos todos para que encuentres el que te ofrece los mejores resultados en tu caso particular, o acude a mi consultorio para que te indique el más adecuado.

Evita usar jugos industrializados o envasados, la elaboración de estos jugos debe hacerse a partir de frutas o verduras naturales, lavadas o desinfectadas y extraer su jugo con un procesador o extractor previamente lavado.

Las mezclas están diseñadas para lograr los efectos terapéuticos buscados para el control de las crisis epilépticas, el éxito en el tratamiento depende de la constancia, de seguir correctamente las instrucciones y de permitir que la jugoterapia vaya logrando su efecto en un tiempo razonable.

JUGO No. 1

INGREDIENTES

- 1 mango
- 3 nueces
- 2 almendras peladas
- 3 dátiles
- 2 naranjas
- 20 ml de agua mineral

PREPARACIÓN

Extrae el jugo del mango y de las naranjas, y mézclalos en la licuadora con el resto de los ingredientes. Tómatelo todos los días durante un mes.

JUGO No. 2

INGREDIENTES

- 6 hojas de lechuga
- 2 pepinos
- 3 zanahorias
- 1 naranja
- 20 ml de agua mineral

PREPARACIÓN

Extrae el jugo de cada uno de los ingredientes y mézclalos en la licuadora. Tómalo en ayunas y por las noches todos los días durante un mes.

JUGO No. 3

INGREDIENTES

- 2 kiwis pelados y en jugo
- 2 duraznos sin piel y en jugo
- 1 y 1/2 taza de uvas rojas en jugo
- 1 plátano t en jugo.

PREPARACIÓN

Mezcla los jugos en la licuadora y tómalo de inmediato, todos los días durante un mes.

JUGO No. 4

INGREDIENTES

- 1 vaso de jugo de naranja
- 1/2 rodaja de piña
- 1/2 manzana
- 1 kiwi
- 3 cucharadas de betabel
- 30 ml de agua mineral

PREPARACIÓN

Licúa todos los ingredientes y tómalo de inmediato, todos los días en ayunas, durante 5 días a la semana.

JUGO No. 5

INGREDIENTES

- 1/2 plátano
- 2 maracuyás
- 1 naranja

PREPARACIÓN

Exprime el jugo de la naranja, licúa el maracuyá con el jugo y cuélalo. Vuelve a poner el jugo en la licuadora y añade el plátano, para licuarlos juntos. Tómalo de inmediato, una vez al día, todos los días, por veinte días.

JUGO No. 6

INGREDIENTES

- 7 hojas de lechuga
- 2 zanahorias
- 1 vaso de jugo de naranja

PREPARACIÓN

Extrae el jugo por separado y mézclalos en la licuadora, tómalo 2 veces al día, en la mañana y por las noches antes de acostarte, todos los días durante un mes.

JUGO No. 7

INGREDIENTES

- 1/2 kilo de peras
- 1 limón

PREPARACIÓN

Lava bien las peras, trocéalas quitándoles el corazón y el rabito, pero sin pelarlas. Pela el limón, quítale las semillas, trocéalo y mézclalo en la licuadora junto con las peras. Tómalo en el desayuno o durante la mañana.

JUGO No. 8

INGREDIENTES

- 2 manzanas
- 10 hojas de lechuga
- 5 hojas de espinaca
- El jugo de 2 limones
- 1 cucharada de jengibre
- 3/4 de taza de jugo de zanahoria
- 2 cucharadas de levadura de cerveza
- 2 cucharadas de jalea real

PREPARACIÓN

Extrae los jugos por separado y mézclalos en la licuadora con el jengibre, la jalea y la levadura; tómalo todos los días en ayunas.

JUGO No. 9

INGREDIENTES

- 1 vaso de leche semidescremada o de yogurt light
- 7 almendras si lo va a tomar un adulto ó 4 si es para un niño
- 1 cucharada de pasas
- 1 cucharada de germen de trigo
- 1/2 cucharada de miel de maíz

PREPARACIÓN

Remoja previamente las almendras para poder retirarles la cáscara, y también las pasas para reblandecerlas. Coloca todos los ingredientes en la licuadora y mézclalos perfectamente. Tómalo de preferencia en el desayuno o durante la mañana, todos los días durante un mes.

JUGO No. 10

INGREDIENTES

- 250 ml de jugo de naranja
- 125 ml de jugo de mango

PREPARACIÓN

Mezcla los jugos sin colarlos; agrégales un poco de agua si los sientes muy espeso.

JUGO No. 11

INGREDIENTES

- 1 vaso de jugo de naranja
- 1/2 vaso de jugo de durazno
- 3 dátiles sin hueso
- 1 cucharada de nuez
- 1 cucharada de jalea real

PREPARACIÓN

Mézclalo todo perfectamente y tómalo en ayunas todos los días durante un mes.

JUGO No. 12

INGREDIENTES

- 1/2 vaso de jugo de mango
- 1/4 de vaso de jugo de kiwi
- 1/4 de vaso de jugo de lechuga

PREPARACIÓN

Mezcla perfectamente todos los ingredientes y tómalo todos los días durante un mes.

JUGO No. 13

INGREDIENTES

- 1/2 vaso de jugo de lechuga
- 1/2 vaso de jugo de zanahoria
- 5 ciruelas pasas deshuesadas
- 2 nueces
- 1 almendra

PREPARACIÓN

Licúa perfectamente todos los ingredientes y tómalo 2 veces al día, en ayunas y por las noches, durante un mes.

JUGO No. 14

INGREDIENTES

- 1/2 vaso de jugo de lechuga orejona
- 1/4 de vaso de jugo de apio
- 5 gotas de jugo de menta fresca
- 5 gotas de jugo de toronjil
- 1/2 vaso de jugo de zanahoria

PREPARACIÓN

Mezcla perfectamente todos los ingredientes y tómalo 3 veces al día durante dos meses.

JUGO No. 15

INGREDIENTES

- 4 hojas de lechuga orejona
- 2 zanahorias
- 1 lima
- 1 naranja
- 20 ml de agua mineral

PREPARACIÓN

Extrae los jugos por separado, mézclalos y tómalo sin colar 2 veces al día, por las mañanas y por las noches, todos los días durante un mes.

JUGO No. 16

INGREDIENTES

- 250 grs. de higos
- 125 grs. de dátiles
- 4 zanahorias

PREPARACIÓN

Extrae el jugo de las zanahorias y mézclalo en la licuadora con los higos y los dátiles, si lo consideras necesario lo puedes colar. Tómalo todos los días durante un mes.

JUGO No. 17

INGREDIENTES

- 1/2 vaso de jugo de lechuga orejona
- 2 espinacas en jugo
- 1/4 de vaso de zanahoria
- 2 dátiles sin hueso

PREPARACIÓN

Mezcla perfectamente todos los ingredientes en la licuadora, y tómalo 3 veces al día durante 2 meses.

JUGO No. 18

INGREDIENTES

- 1 vaso de jugo de lechuga
- 1/2 cucharada de jazmín

PREPARACIÓN

Mezcla perfectamente los ingredientes, tómalo todos los días por la mañana al despertar y al acostarte por la noche.

XX. FITOTERAPIA PARA LA EPILEPSIA

La fitoterapia es la medicina que aprovecha las plantas medicinales con la finalidad de prevenir, tratar o curar las enfermedades. Las especies vegetales que suelen emplearse son de cualquier tipo, desde hojas a raíces, desde plantas herbáceas a árboles, desde especies marinas a terrestres. La fitoterapia reúne un número muy notable de remedios basados en la naturaleza vegetal de los mismos.

El conocimiento de la botánica de las distintas culturas ha ido profundizando y enriqueciéndose durante milenios consiguiendo clasificar muchas de las especies vegetales según sus propiedades medicinales.

Se podría decir que no existe dolencia o enfermedad en la que no se proponga una mejoría o una solución con algún preparado fitoterápeutico. Las aplicaciones de la fitoterapia son innumerables.

La naturaleza que es extremadamente sabia, nos ofrece además de los alimentos, plantas que nos ayudan a mejorar el funcionamiento cerebral, equilibrando las sinapsis neuronales y mejorando la actividad bioquímica y eléctrica del cerebro, evitando su deterioro y envejecimiento prematuro.

Las plantas medicinales son muy distintas de las medicinas, ya que es muy difícil que un remedio fitoterapéutico contenga cantidades importantes de una sola sustancia o principio activo. Así pues una planta con propiedades terapéuticas para controlar crisis epilépticas puede contener varias decenas o cientos de principios activos con cierta actividad tónica de la función cerebral, de muy variada fuerza o intensidad. Pero ninguna de esas sustancias por sí sola está presente en el preparado en cantidad suficiente como para poder provocar una sobredosificación o exceso del efecto farmacológico de la sustancia concreta, como sucede con los medicamentos. Aún así es una terapia complementaria, y es el médico exclusivamente el que puede decidir cuándo retirar el tratamiento farmacológico, de lo contrario, se pueden provocar recaídas, crisis y estados epilépticos.

Pero su efectividad se ha comprobado, con resultados excelentes en una gran cantidad de pacientes, que han logrado mejorar su calidad de vida al erradicar por completo las crisis y controlar la epilepsia, con la fitoterapia.

Se usan plantas, cuya acción principal es la vasodilatación de las arterias cerebrales para ayudar con el aporte de sangre y nutrientes al cerebro, con la finalidad de oxigenarlo y nutrirlo eficientemente. Algunas otras tienen propiedades reguladoras y tónicas del sistema nervioso central, para evitar la sobreexcitación eléctrica de los focos epilépticos.

Vamos a revisar las dosis, indicaciones y contraindicaciones de estas plantas, cumple con las dosis y número de tomas recomendadas y pon atención de las contraindicaciones, para evitar reacciones secundarias, en especial cuando tomas medicamentos para otros padecimientos.

En algunos casos, es recomendable consultar la dosis con tu médico para que la ajuste de acuerdo a tu caso en particular y a tu edad.

1. Argentina (Anserina)

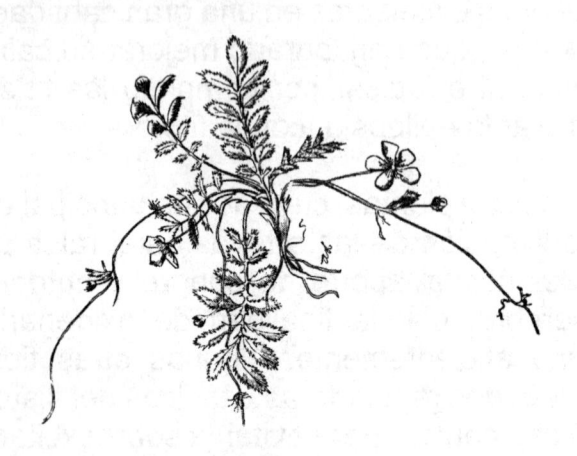

a) Dosis: Pon a hervir una cucharada de la planta para adultos y una cucharadita de la planta para niños en un litro de leche caliente. Tómate una taza al día.

b) Indicaciones: Es espasmolítica, por lo que es un eficaz auxiliar en el tratamiento de las convulsiones; puede usarse en el tétanos y para el control de las crisis epilépticas. Se usa además para calmar diarreas, espasmos gastrointestinales, dismenorrea, hemorragias uterinas funcionales, etc.

c) Contraindicaciones: No debe administrarse a niños menores de 2 años, tampoco durante el embarazo y la lactancia.

2. Romero

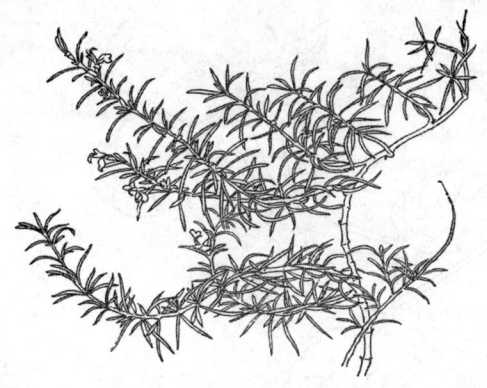

a) Dosis: Tómalo en infusión, una cucharada sopera rasa para adultos y una cucharadita para niños por cada litro de agua. Hiérvelo durante 1 minuto y déjalo reposar 10 minutos, endúlzalo con miel y tómate una taza al día. Se puede hacer un excelente elixir de flores de romero tomando un puñado generoso de éstas y macerándolas por 30 días en aguardiente, toma 20 gotas antes de dormir.

b) Indicaciones: Contiene sustancias activas a nivel del sistema cardiovascular, mejorando la circulación general y el sistema nervioso. Es un tónico general que estimula las funciones cerebrales.

c) Contraindicaciones: No debes usar la esencia durante el embarazo, con gastroenteritis y prostatitis. En niños menores de seis años, consulta a tu médico.

3. Pasiflora

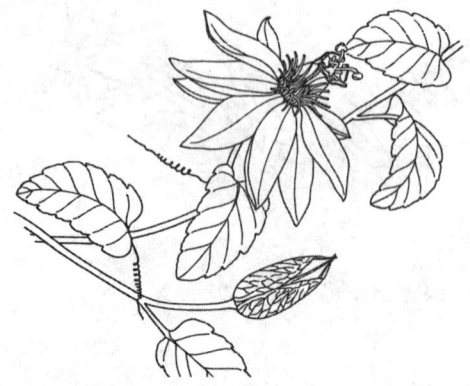

a) Dosis: Infusión. Se agrega una cucharada sopera rasa de la planta para adultos y una cucharadita para niños por cada litro de agua, se deja reposar durante 10 a 15 minutos, y se beben 150 ml dos veces al día.

b) Indicaciones: Tiene acción analgésica, ansiolítica, espasmolítica, e hipnótica suave, es sedante y tranquilizante. Se usa para el control del estrés, nerviosismo, ansiedad, insomnio, depresión, neuralgias, crisis convulsivas o epilépticas, asma y hemorroides.

c) Contraindicaciones: No debe utilizarse durante el embarazo y la lactancia. En niños menores de seis años, consulte a su médico.

4. Vincapervinca

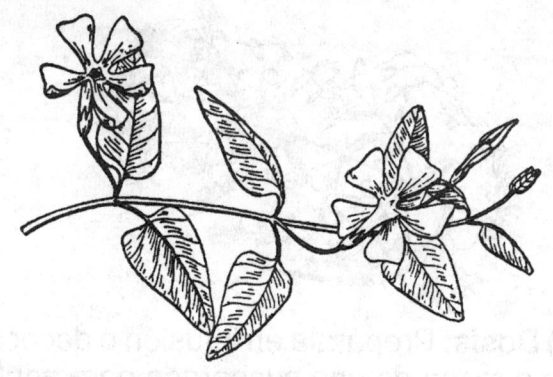

a) Dosis: Prepara una decocción con una cucharada sopera rasa de hojas para adultos y una cucharadita para niños por cada litro de agua hirviendo durante 2 minutos. Tómate 3 tazas al día endulzadas con miel, durante veinte días.

b) Indicaciones: Es un potente vasodilatador de las arterias cerebrales, mejora el funcionamiento del sistema nervioso central y aumenta la irrigación del tejido cerebral. Se ha demostrado que la vincamina actúa mejorando la oxigenación de las neuronas.

c) Contraindicaciones: Está contraindicada en pacientes con tumores cerebrales, hipotensión arterial, hipertensión cerebral, durante el embarazo y la lactancia. En niños menores de seis años, consulte a su médico.

5. Hierba de San Juan

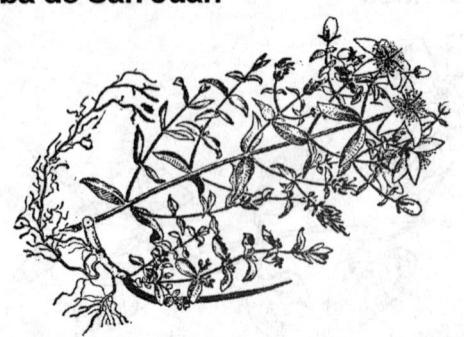

a) Dosis: Prepárala en infusión o decocción breve a razón de una cucharada para adulto o una cucharadita para niño, en un litro de agua. Déjala reposar 5 minutos tapada. Cuélala y tómala caliente, es recomendable tomar 250 ml, 2 veces al día.

b) Indicaciones: Auxiliar en el tratamiento de alteraciones transitorias del estado de ánimo, tristeza, melancolía, desánimo, desinterés personal, depresión leve y moderada debida a situaciones externas; mejora de manera general las funciones cerebrales.

c) Contraindicaciones: Cabe destacar que toda persona que la ingiera en la presentación que sea, no debe exponer su piel al sol de forma exagerada debido que ésta queda sensibilizada, en caso de insolación puede producir inflamaciones cutáneas y de mucosas. Tampoco se recomienda el uso prolongado en embarazadas y durante la lactancia.

Presenta interacción farmacológica con algunos de los medicamentos que se recetan para tratar problemas tales como las enfermedades del corazón, ciertos cánceres y para prevenir los rechazos de trasplantes, por lo que si se está tomando alguno de esos medicamentos es necesario que lo consultes con tu médico.

6. Ginkgo

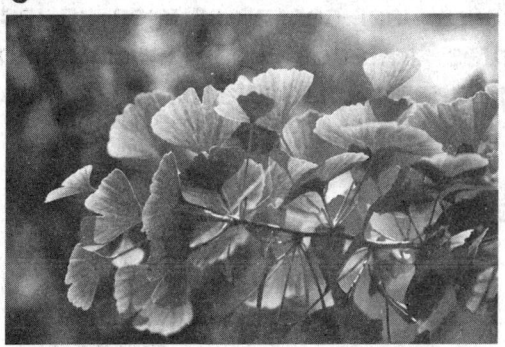

a) Dosis: Prepara una infusión con una cucharada sopera rasa de hojas para adultos y una cucharadita para niños por cada litro de agua, déjala al fuego durante 3 minutos y reposar otros 5 minutos. Tómate 3 tazas al día, durante 15 días, descansa 15 y repite el ciclo.

b) Indicaciones: Es especialmente efectivo en el tratamiento de la insuficiencia circulatoria cerebral. Mediante el incremento del flujo sanguíneo el extracto de ginkgo puede proteger al cerebro contra la falta de oxigenación.

c) Contraindicaciones: Está contraindicado en caso de alergia a la planta. En niños menores de seis años, consulta a tu médico

d) Precauciones: Durante el tratamiento pueden aparecer, en raras ocasiones, disminución de los reflejos o somnolencia, que habrá de tenerse en cuenta en caso de conducción de vehículos o manejo de maquinaria peligrosa o de precisión. El ginkgo se deberá usar con precaución en todos los pacientes tratados con anticoagulantes y antiagregantes plaquetarios o trombolíticos, incluida la aspirina.

7. Valeriana

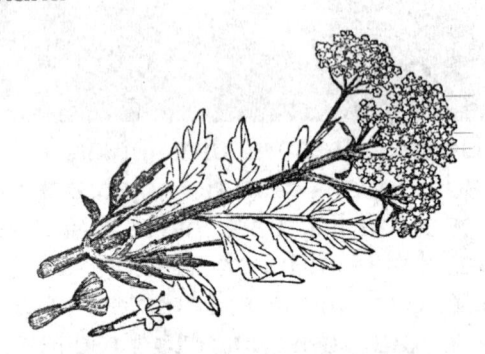

a) Dosis: Cuece durante 10 minutos una cucharada sopera rasa de valeriana para adultos y una cucharadita para niños por cada litro de agua, déjala reposar durante 8 minutos, cuela y tómate una taza de la infusión por las mañanas y antes de acostarte.

b) Indicaciones: Insomnio, ansiedad, estrés, nerviosismo, convulsiones y epilepsia. Se describe también su uso contra la migraña hipocondríaca, cólicos intestinales, dolores reumáticos y dismenorrea.

c) Contraindicaciones: El uso durante mucho tiempo o de dosis muy altas de valeriana puede producir dolor de cabeza, jaquecas, mareo, somnolencia al despertar y otros síntomas. En niños menores de seis años, consulta a tu médico.

8. Escutelaria

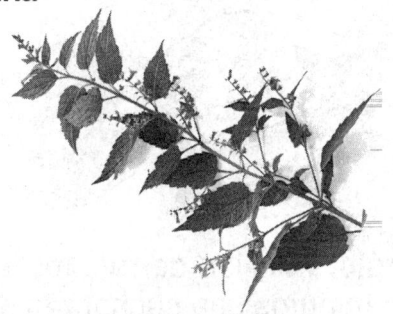

a) Dosis: El té puedes hacerlo vertiendo 1 litro de agua hirviendo sobre una cucharada de la hierba seca para adultos y una cucharadita para niños y déjala reposar por 15 minutos; toma una taza de este té 2 veces al día.

b) Indicaciones: Es excelente para el tratamiento del insomnio y de los dolores nerviosos. Tiene un efecto sedante leve y efectos antiespasmódicos. Desde el siglo pasado se ha utilizado para el tratamiento de la histeria y la epilepsia.

c) Contraindicaciones: Debe evitarse en el embarazo y la lactancia, el uso de esta planta en niños menores de 2 años debe consultarse con el médico.

9. Kava Kava

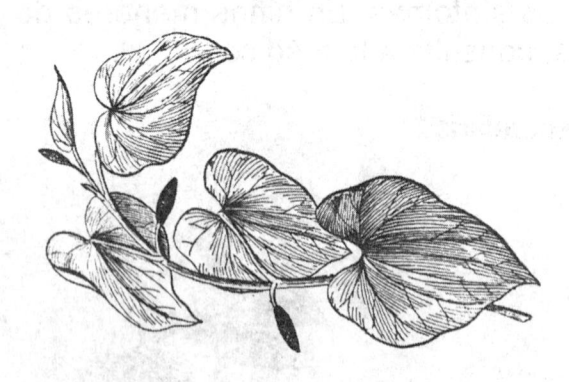

a) Dosis: Infusión de raíz molida. Remoja de 5 a 15 minutos una cucharada de raíz para adultos y una cucharadita para niños en un litro de agua hirviendo, cuélala y toma una taza al día, por las tardes.

b) Indicaciones: Actúa en el sistema nervioso central, con un efecto depresor, disminuye las convulsiones, alteraciones psíquicas y del sistema neurovegetativo, dispepsia atónica de origen estomacal, ansiedad, depresión, insomnio, angustia, estrés, bulimia, indigestión, nerviosismo, obesidad, retención de líquidos.

c) Contraindicaciones: A dosis elevadas produce efectos narcóticos. Puede presentar reacciones alérgicas en la piel, así como dificultad de acomodación y dilatación de la pupila. No es aconsejable su uso en embarazadas ni en las madres que están lactando. No es recomendable consumirla junto con barbitúricos, ansiolíticos y psicofármacos en general, la toma en niños menores de 6 años debe consultarse con el médico.

10. Violeta

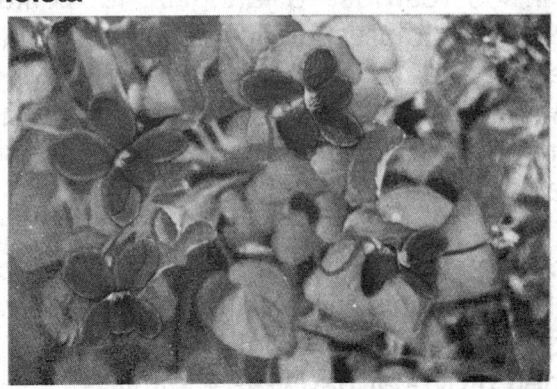

a) Dosis: Haz una infusión preparada con una cucharada de la planta para adultos y una cucharadita para niños en un litro de agua hirviendo y tómate una taza 2 ó 3 veces al día. Toma al acostarte dos cucharadas de jarabe de violetas con unos tragos de agua de saúco o de lechuga. El jarabe se prepara de la siguiente manera, remoja 2 ó 3 docenas de flores de violeta y 24 semillas de membrillo en dos litros de agua, déjalas en infusión en un recipiente de barro durante 12 horas. Hierve el líquido hasta que se consuma la tercera parte del agua, agrega 500 gramos de azúcar cande o común y 50 gramos de aceite de almendras; cocínalas hasta que adquieran la consistencia de jarabe y déjalo enfriar antes de usarlo.

b) Indicaciones: Se usa para tratar la epilepsia, las cefaleas, los trastornos respiratorios, el catarro bronquial, la tos, la tos ferina, los resfríos, la laringitis, la excitación nerviosa y dolores de los ovarios. El jarabe se emplea para controlar la tos, la gripe, la bronquitis, el catarro, los dolores de cabeza, el insomnio, y las alteraciones nerviosas especialmente en los niños.

c) Contraindicaciones: No se conocen. No debe suministrarse en dosis muy elevadas ya que esta planta contiene saponinas que pueden provocar náuseas y vómitos.

11. Belladona

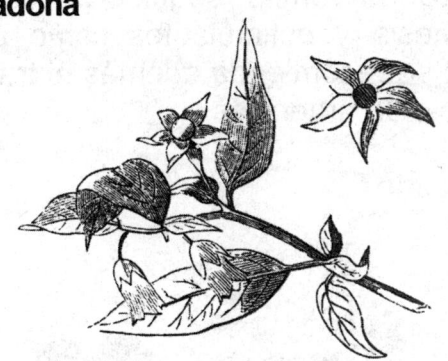

a) Dosis: Para ingestión oral, se puede tomar de 5 a 15 gotas de bayas maceradas en alcohol. Tintura: macera durante 15 días 10 grs. de hojas secas de belladona en 100 ml de alcohol de 80 grados, filtra y envásalo. Agrega 5 gotas de la tintura en una infusión de tila o valeriana y tómala una vez al día.

b) Indicaciones: Se aplica en caso de neuralgias, tos nerviosa, asma, convulsiones, epilepsia, constricciones espasmódicas y algunas enfermedades de los ojos.

c) Contraindicaciones: No se recomienda su uso en embarazo y lactancia. La belladona no provoca tolerancia ni adicción física o psicológica. Su retiro no supone síndrome de abstinencia alguno. Su uso en niños debe de ser recomendado por un médico. En caso de envenenamiento accidental se recomienda tomar lo más pronto posible alguna sustancia que provoque vómito, seguido de una dosis de magnesia y estimulantes como un café cargado; se recomienda además el traslado a un servicio de urgencias.

12. Muérdago

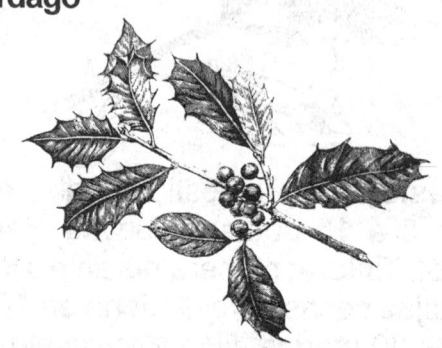

a) Dosis: Se hace una infusión con una cucharadita de la planta por taza de agua hirviendo. Se toman tres tazas al día.

b) Indicaciones: Es diurético, mejora la circulación y disminuye la presión. Combate la arteriosclerosis, la tensión arterial y la epilepsia; perturbaciones en la menopausia, dolores de cabeza y mareos por mala circulación.

c) Contraindicaciones: No se recomienda su uso en caso de enfermedades hepáticas, cardiopatías, embarazo, lactancia y el uso de medicamentos con alcaloides. Su uso en niños debe de ser consultado con el médico.

13. Sábila

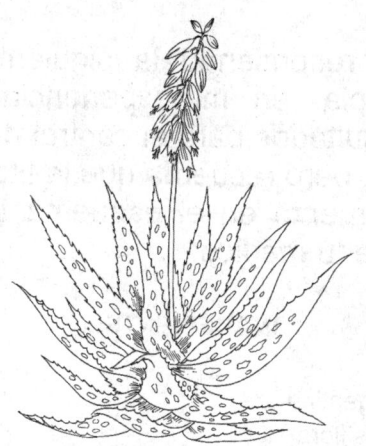

a) Dosis: Tómate un vaso de 120 ml de néctar de sábila. Ingiere la pulpa de la sábila 4 cms diarios disueltos en 120 ml de agua al día. Prepara una infusión con una hoja de sábila y un litro de agua, limpia la hoja, quítale la piel, extrae la pulpa y hiérvela con el agua durante 10 minutos, déjala entibiar. Tómate una taza de 250 ml cada 12 horas.

b) Indicaciones: Ayuda en el tratamiento de la epilepsia; reduce los efectos de la indigestión, acidez estomacal, gastritis, úlceras duodenales y estomacales, hemorroides, afecciones del aparato digestivo, descongestionando el estómago, el intestino delgado, el hígado, los riñones y el páncreas.

c) Contraindicaciones: En algunas personas puede tener un efecto laxante a grandes dosis.

14. Te recomiendo la siguiente fórmula de fitoterapia, en mi experiencia, da muy buenos resultados para el control de las crisis epilépticas, pero recuerda que la fitoterapia es un complemento en el esquema terapéutico que indique tu médico:

INGREDIENTES

- Argentina
- Pasiflora
- Hierba de San Juan
- Valeriana
- Frambuesa

PREPARACIÓN

En un litro de agua hirviendo, agrega una cucharada de cada una de las plantas, déjalas reposar diez minutos, cuela y tómala como agua de tiempo.

XXI. ACUPUNTURA Y ACUPRESIÓN

En la medicina tradicional china se considera que la enfermedad es un desequilibrio energético del cuerpo provocado por factores externos como el frio, la humedad, las bacterias, etc., por factores internos como el mal funcionamiento de un órgano, insuficiencia de la sangre, alteraciones emocionales, etc., o por una combinación de ambas. Mediante la acupuntura o la acupresión, se logra ayudar al cuerpo a que reestablezca el equilibrio energético y recupere el estado de salud.

Esta técnica se basa en introducir agujas o estimular mediante la presión en puntos específicos que forman parte de canales o meridianos por donde es posible llegar a conectarse con la circulación energética y a modo de llaves comando de un gran tablero, para corregir el fluir del Chi que es la energía vital.

Cada uno de estos meridianos está relacionado con la energía de un órgano, pulmón, corazón, hígado, etc., y con las funciones que este órgano tiene que realizar, así desde el meridiano del corazón, por ejemplo podemos ayudar a mejorar la circulación sanguínea de todo el cuerpo, evitar las palpitaciones o corregir problemas de insomnio.

La teoría de yin y yang

Esta teoría representa la dualidad que se da en todos los procesos de la vida y que es la base filosófica del Tao. Esta dualidad la podemos encontrar como elementos opuestos pero inseparables, tanto en el mundo que nos rodea como el día y la noche, como en cada parte de nuestro organismo.

La teoría del Yin Yang es una categoría filosófica que refleja las propiedades más esenciales de los fenómenos que ocurren en la naturaleza y tratan, a través de ella de dar una explicación práctica de la fisiología y patología en el ser humano. Es un punto de vista natural de la antigua China y un concepto ingenuo del materialismo dialéctico que promovió activamente, las ciencias naturales en China. Los antiguos médicos aplicaban esta teoría en su campo, ejerciendo una gran influencia en la formación y desarrollo del sistema teórico de la medicina tradicional China y ha servido de guía clínica hasta el presente.

Los antiguos describieron algunas particularidades del Yin Yang desde una perspectiva amplia y general o estrecha y limitada, según el marco de referencia. Por ejemplo, para poder simbolizar las propiedades básicas o la naturaleza del Yin Yang los antiguos chinos concluyeron que:

Las propiedades básicas del YIN son similares al agua: Frialdad, oscuridad, tendencia hacia abajo.

Las propiedades básicas del YANG son similares a las del fuego: Caliente, brillante, tendencia al ascenso.

El sentido de relativa dualidad alternante nos ayuda a comprender que bajo ciertas circunstancias puede cambiar la naturaleza de los fenómenos y las cosas, sobre todo si entendemos que existen estados en que Yin está dentro del Yang y viceversa.

"La muerte (yin) va intrínsecamente implícita en toda forma de vida (yang)"

Así, con uno de los elementos creciendo y decreciendo el otro, ascendiendo y descendiendo, avanzando y retrocediendo, mantienen el equilibrio de las cantidades indispensables para la evolución y el desarrollo normales, para el cambio prudente y deseable, para la transformación necesaria, en el cuerpo humano.

Esto se pone de manifiesto en el fenómeno mediante el cual se gana de peso corporal (yin) cuando predomina el reposo (yin) y disminuye cuando predomina la actividad (yang). Cuando se pierden líquidos corporales (yin) en exceso ocasiona el aumento de la temperatura (yang) y puede aparecer fiebre pero cuando se retienen líquidos en exceso la temperatura corporal tiende a disminuir. También cuando aumenta la temperatura se pierden o consumen más líquidos y cuando disminuye se conservan mejor los líquidos.

Cuando el Yang de Riñón prevalece, la orina se concentra, se colorea con mayor intensidad, pero cuando el Yin de Riñón prevalece se diluye la orina, se aclara y aumenta en cantidad.

Si predomina el Yang de Estómago, la digestión se acelera, si predomina el Yin se retarda. La actividad funcional (Yang) del cuerpo humano requiere del consumo de cierta cantidad de sustancia nutritiva (Yin) como resultante de un proceso de ganancia o crecimiento del Yang a partir del decrecimiento o consumo del Yin, mientras que la formación y almacenamiento de la sustancia nutritiva depende de la actividad funcional.

Los cinco elementos

El yin y el yang también se representan en los cinco elementos que, según la creencia china, integran todas las formas de vida. Entre estos cinco elementos, el agua, la madera, el fuego, la tierra y el metal, existe una interacción en forma de un ciclo dinámico de apoyo y oposición. Así, el agua ayuda a la madera, por ejemplo, ya que el agua hace crecer los árboles, pero también destruye y apaga el fuego.

Los cinco elementos se asocian con las estaciones del año, con los colores, con los órganos internos, con los gustos e incluso con las emociones. La madera, por ejemplo, se asocia con la primavera, con el color verde, con el hígado, con el sabor agrio y con el disgusto.

El qi o chi humano puede clasificarse de cuerdo con los cinco elementos y usarse para determinar tanto el estado de salud como el de enfermedad. Una persona con un exceso de energía de madera se muestra irascible y está más expuesta a enfermar del hígado, mientras que otra con carencia de energía de agua padece de piel seca y manos y pies calientes. Un buen equilibrio entre los cinco elementos significa un buen estado de salud y una armonía mental.

La base del tratamiento será la regulación y recuperación del equilibrio Yin-Yang, tonificando la insuficiencia o purgando el Exceso, mediante la estimulación de los puntos que representan los órganos en los meridianos de energía.

Los efectos de la acupuntura y la acupresión resultan de la intervención de factores psicológicos, eléctricos, humorales, vegetativos y neuronales, que actuarían simultánea o subordinadamente, y ninguno de estos factores explica todo.

A nivel cerebral, la estimulación de los puntos de acupuntura, tienen los siguientes efectos:

❏ Proceso de activación o inhibición de las neuronas

❏ Neurocrinia, que es cuando la secreción hormonal sucede en el sistema nervioso o de neurotransmisión cuando es de neurona a neurona

❏ Formación de endorfina

El tratamiento de la epilepsia se logra mediante la estimulación de los siguientes puntos (estos son informativos para el paciente, puesto que el tratamiento lo deberá aplicar un médico especialista en acupuntura), pero mientras acuden con él puedes buscarlos y presionarlos firmemente con el pulgar para comenzar a lograr sus efectos:

C7 Shenmen

a) Localización: En el lado radial de la muñeca (hueso pisiforme), en el primer pliegue transversal de la muñeca.

b) Indicaciones: Dolor cardiaco, enfado, enojo, palpitaciones debidas a pánico, miedo, palpitaciones severas, amnesia, insomnio, psicosis depresiva, manía, epilepsia.

Du12 Shenzu

a) Localización: Por debajo de la apófisis espinosa de la 3ª vértebra dorsal.

b) Indicaciones: Tos, disnea, alteraciones maniaco depresivas, epilepsia, convulsiones infantiles, rigidez y dolor en la espalda.

Du14 Dazhui

a) Localización: Por debajo de la apófisis espinosa de la 7ª vértebra cervical.

b) Indicaciones: Dolor y rigidez del cuello y de la nuca, malaria, enfermedades febriles, fiebre debida a la insuficiencia de Yin acompañada con sudor nocturno, tos, disnea, epilepsia, urticaria.

Du15 Yamen

a) Localización: 0,5 cm directamente por encima del punto medio de la línea posterior del pelo.

b) Indicaciones: Enronquecimiento repentino de la voz, apoplejía, rigidez de la lengua, afasia, enfermedades mentales, epilepsia, rigidez y dolor en la cabeza y en la nuca.

Du16 Fengfu

a) Localización: 1 cm directamente por encima del punto medio de la línea posterior del pelo.

b) Indicaciones: Dolor de cabeza, cefalea, rigidez de cuello, visión borrosa, epistaxis, dolor de garganta, afasia post apoplejía, alteraciones maniaco depresivas, epilepsia.

Du20 Baihui

a) Localización: 7 cm directamente por encima del punto medio de la línea posterior del pelo. (Justo por encima del vértice de la oreja en la línea media de la cabeza)

b) Indicaciones: Cefalea, visión borrosa, obstrucción nasal, tinitus, afasia post apoplejía, alteraciones mentales, epilepsia, prolapso del recto, insomnio.

Du23 Shangxing

a) Localización: 1 cm directamente por encima del punto medio de la línea anterior del pelo.

b) Indicaciones: Cefalea, dolor ocular, rinorrea, epistaxis, malaria, enfermedades febriles, alteraciones maniaco depresivas, epilepsia.

Du24 Shenting

a) Localización: 0.5 cm directamente por encima del punto medio de la línea anterior del pelo.

b) Indicaciones: Palpitaciones, insomnio, dolor de cabeza, cefalea, rinorrea, epilepsia, vértigo, mareo.

Du26 Shuigou

a) Localización: A un tercio de la parte superior del surco nasolabial.

b) Indicaciones: Alteraciones maniaco depresivas, epilepsia, convulsiones infantiles, coma, trismus, hinchazón de la cara, desviación de la boca y del ojo, dolor y rigidez de la parte baja de la espalda.

E40 Fenglong

a) **Localización:** 8 cm por encima del maléolo externo y a 1 cm de la línea media de la línea media posterior.

b) **Indicaciones:** Dolor de cabeza, cefalea, tos productiva, constipación, atrofia muscular, flacidez dolor y parálisis de las extremidades inferiores, psicosis maniaco depresiva, epilepsia, edema, vértigos.

Extra19 Yaoqi

a) **Localización:** 2 cm directamente por encima del punta del coxis.

b) **Indicaciones:** Epilepsia, constipación.

Extra24 Shixuan

a) **Localización:** En las yemas de los 10 dedos de la mano, a 0.1 cm de las uñas.

b) **Indicaciones:** Coma, epilepsia, histeria, fiebre alta, tonsilitis, convulsión infantil, golpe de calor.

H1 Dadun

a) **Localización:** En el lado externo del dedo gordo del pie, en el dorso, alrededor de 0,1 cm hacia fuera y atrás del ángulo de la uña.

b) Indicaciones: Hernia, enuresis, hinchazón de los genitales externos, amenorrea, metrorragia, prolapso de útero, epilepsia.

H3 Taichong

a) Localización: En el dorso del pie, en la depresión anterior a la articulación del 1º y 2º metatarsiano.

b) Indicaciones: Cefalea, dolor de cabeza, vértigo; enrojecimiento, hinchazón y dolor en el ojo, desviación de la boca, dolor en el hipocondrio, eneuresis, hernia, metrorragia, epilepsia, convulsiones infantiles; atrofia muscular, entumecimiento, dolor y flacidez de las extremidades inferiores.

Id19 Tinggong

a) Localización: En la depresión situada por delante del Trago cuando la boca esta ligeramente abierta posterior al cóndilo de la mandíbula.

b) Indicaciones: Tinitus, sordera, otorrea, dolor de dientes, psicosis maniaco depresiva, depresión, epilepsia.

Id3 Houxi

a) Localización: Cuando se cierra el puño, el punto se encuentra en la cara cubital, en la parte posterior de la 5ª articulación metacarpofalángica, al final del pliegue transverso en la unión de la piel roja y blanca de la mano.

b) **Indicaciones:** Dolor y rigidez de la cabeza y el cuello, enrojecimiento del ojo, sordera, dolor lumbar, dolor de espalda, malaria, psicosis depresiva, manía, epilepsia, dolor espástico del dedo, codo y brazo.

Id5 Yanggu

a) **Localización:** Al final del pliegue transverso en el lado cubital dorsal de la muñeca.

b) **Indicaciones:** Cefalea, dolor de cabeza, vértigo, tinitus, sordera, enfermedades febriles, fiebre, dolor en la muñeca, psicosis maniaco depresiva, manía, epilepsia.

Id8 Xiaohai

a) **Localización:** Con el codo flexionado el punto se encuentra en la depresión entre el cubito y el húmero.

b) **Indicaciones:** Dolor en el codo y en el brazo, epilepsia.

R9 Zhubin

a) Localización: A 5 cm por encima de la prominencia del maléolo interno, en el borde anterior del tendón de aquiles.

b) Indicaciones: Alteraciones maniaco-depresivas, epilepsia, vómitos, regurgitación, hernia, dolor en el pie y en la parte baja de la pierna.

Vb36 Waiqiu

a) Localización: 7 cm por encima de la prominencia del maléolo externo, en el borde anterior del peroné.

b) Indicaciones: Plenitud en el pecho y en el hipocondrio, dolor abdominal, epilepsia.

V62 Shenmai

a) Localización: En la depresión del borde inferior del maléolo externo.

b) Indicaciones: Cefalea, dolor de cabeza, enrojecimiento y dolor en el ojo, insomnio, alteraciones maniaco-depresivas, epilepsia, dolor lumbar y de las piernas.

V18 Ganshu

a) Localización: 1.5 cm lateralmente a la protuberancia de la 9ª vértebra torácica.

b) Indicaciones: Ictericia, dolor en la región hipocondrial, enrojecimiento de los ojos, ceguera nocturna, dolor de espalda, alteraciones maniaco depresivas, epilepsia.

Sj23 Sizhukong

a) Localización: En la depresión que se halla en el extremo externo de la ceja.

b) Indicaciones: Dolor de cabeza, cefalea, enrojecimiento y dolor en el ojo, visión borrosa, temblor y tirantez en el párpado, dolor de dientes, alteraciones maniaco depresivas, epilepsia.

Rm15 Jiuwei

a) Localización: Por debajo de la apófisis xifoides (borde inferior del hueso central del pecho).

b) Indicaciones: Dolor en la región cardiaca y en el pecho, regurgitación de la comida, alteraciones maniaco depresivas, epilepsia.

XXII. ACTIVIDAD FÍSICA EN LA EPILEPSIA

El ejercicio estimula el desarrollo de los músculos, así como el buen funcionamiento de los aparatos y sistemas del organismo, incluyendo al sistema nervioso central, que recibe numerosas ventajas, como una adecuada oxigenación y un mejor fluido de sangre, lo que a su vez genera un mejor funcionamiento de las sinapsis, de los neurotransmisores y por consiguiente se hace más eficiente la transmisión eléctrica de las neuronas, incluyendo los focos epilépticos.

Una actividad física sistemática, planificada y mantenida mejora todos los sistemas del organismo, entre ellos al respiratorio, muscular, cardiovascular, nervioso, óseo y linfático, y como consecuencia de esta mejora aumenta la capacidad de los pulmones y la ventilación, lo que hace que se eleve el nivel de oxígeno en la sangre y disminuyan los gases tóxicos que afectan normalmente el rendimiento cerebral.

Con el ejercicio, el corazón bombea 25% más sangre por cada minuto, lo que ayuda a mejorar las cantidades de nutrimentos y oxígeno que fluyen al cerebro, y cuando el ejercicio se realiza con constancia y regularidad se aumenta el número de vasos capilares lo que a su vez ayuda a que llegue una mayor cantidad de nutrientes a todas las células del sistema nervioso.

El ejercicio ayuda a detener el deterioro del cerebro; a través de varios estudios se ha demostrado que existen diferencias anatómicas cuantificables entre el cerebro de quienes hacen ejercicio y el de personas sedentarias; el ejercicio claramente frena el proceso degenerativo de las sustancias blanca y gris del cerebro, que cuando sucede con el sedentarismo se manifiesta como una reducción en su densidad y en sus funciones, lo que se hace más evidente en los adultos mayores, por esta razón la frecuencia de ataques o crisis epilépticas se aumenta conforme avanza la edad.

Los beneficios individuales del ejercicio incluyen:

a) reducción de la ansiedad

b) mejora la actitud mental, el rendimiento laboral y las relaciones familiares de los pacientes

c) disminuye a niveles mínimos y moderados la depresión y baja autoestima secundaria a la epilepsia

d) control de los niveles de estrés

e) ayuda a mejorar en calidad el sueño y a descansar correctamente

f) disminuye la sensación de fatiga

g) reducción de los niveles de neurosis

h) colabora en el tratamiento de la epilepsia y el control de las crisis

i) genera un bienestar completo en el organismo que hace más eficientes todos los sistemas, por lo que el cuerpo y la mente trabajan con más equilibrio y adaptación al medio ambiente

j) beneficia psicológicamente a ambos sexos y a todas las edades

Es totalmente recomendable que un paciente con epilepsia realice deporte, ya que va a ser un factor muy importante para su integración social.

Está totalmente demostrado que tanto la actividad física como la intelectual disminuyen sensiblemente la posibilidad de sufrir una crisis epiléptica, por lo que debe de estimularse al paciente a hacer ejercicio mediante un programa controlado.

El aire libre, el sol y el ejercicio físico afectan de manera favorable el curso de la epilepsia, además, por regla general, las crisis se producen con mucha más frecuencia cuando el paciente es sedentario, somnoliento, permanece aburrido y con escasa actividad física o mental, ya que la práctica deportiva tiene un efecto protector contra las crisis.

El ejercicio estimula la producción de algunos neurotransmisores necesarios para mejorar las funciones cerebrales, pero además entre esos neurotransmisores se encuentra la serotonina, hormona de la felicidad, por lo tanto, emocionalmente los pacientes epilépticos podrán estar mejor preparados para todas sus actividades.

Es importante que se avise a las personas que se encuentran alrededor del paciente con epilepsia cuando hace ejercicio para que estén orientados y preparados sobre las normas generales a seguir en caso de una crisis.

Los deportes acuáticos son los de mayor riesgo de accidentes cuando las crisis no están bien controladas, sobre todo, el baño en solitario y el buceo. Se puede practicar la natación en una piscina siempre que algún acompañante conozca la situación y pueda intervenir en caso necesario.

Por otro lado la cantidad de actividad física, como la dosis de cualquier medicamento o hierba, debe de tomarse muy en cuenta, ya que un ejercicio moderado ofrece los beneficios que ya he mencionado, pero ejercicios extremadamente exigentes y extenuantes, que provoquen un aumento exagerado de la frecuencia respiratoria, con la consecuencia de una deuda sanguínea de oxígeno, pueden ser un factor de riesgo que dispare una crisis.

La privación de sueño, el exceso de fatiga, la hiponatremia por deshidratación (niveles bajos de iones de sodio en sangre) o situaciones de hipoglucemia por una mala nutrición suelen ser las principales causas de convulsiones durante el ejercicio. Una vez descartadas o prevenidas, se debe recomendar el ejercicio físico a todo epiléptico cuyo tratamiento médico haya conseguido controlar su enfermedad.

Es importante, sobre todo en los primeros meses de entrenamiento, que los niveles de los medicamentos antiepilépticos sean monitorizados por el médico.

Si las crisis están bien controladas no se requieren restricciones especiales para el desarrollo de prácticas deportivas, mientras que si se presentan crisis frecuentes se debe vigilar estrechamente a los pacientes mientras practican deportes, que nunca deberán entrañar riesgo, por si ocurriera la crisis durante su realización.

Por otra parte, los que sufren epilepsia deben saber que existen algunos deportes totalmente contraindicados, incluso cuando el tratamiento médico logra controlar la enfermedad, como es el caso del boxeo, el full-contact, el buceo, el paracaidismo o el alpinismo en solitario. Otros, como la gimnasia, la natación o el windsurfing, están contraindicados únicamente en el caso de que los enfermos no respondan bien a los fármacos.

En algunas situaciones, a pesar de las precauciones, se pueden presentar convulsiones en plena práctica deportiva. En este caso, lo principal es impedir que el enfermo se auto lesione. Se le debe situar en el suelo y alejarle de objetos peligrosos. No hay que sujetar al paciente ni introducirle objetos en la boca. Por lo general, estos ataques duran entre dos y cinco minutos y cesan de forma espontánea. Sólo se deben poner en práctica medidas de emergencia como el RCP (reanimación cardiopulmonar) si la vía respiratoria queda obstruida o la pérdida de conciencia supera los 30 minutos.

Estos son algunos ejemplos de deporte que ayudan a mejorar la oxigenación cerebral:

- Caminar
- Correr
- Saltar la cuerda
- Bailar
- Subir escaleras
- Trotar
- Baile aeróbico
- Baile escalar
- Patines sobre ruedas
- Patines sobre hielo
- Deportes de raqueta, como el tenis o el bádminton
- Deportes en equipo tales como fútbol, baloncesto, hockey de campo o pelota, etc.

Estas son unas pautas básicas para saber qué deporte puedes practicar y bajo qué condiciones:

1. Conoce tus limitaciones físicas, motrices y psicológicas, para que no hagas un esfuerzo exagerado.

2. Planifica la intensidad del esfuerzo. No todos pueden realizar el mismo ejercicio con la misma intensidad. Para planificar una actividad física saludable se utiliza la frecuencia cardíaca en referencia a la frecuencia máxima que el corazón puede alcanzar, cifra que se calcula aproximadamente restando a 220 tu edad. La intensidad del esfuerzo debes establecerla como un porcentaje, iniciando del 50 al 60 por ciento de tu frecuencia teórica máxima. El porcentaje puede elevarse a medida que se producen mejoras físicas.

3. Para que obtengas beneficios con el ejercicio y adaptaciones orgánicas que mejoren tu salud es conveniente que, como mínimo, lo hagas tres veces a la semana, aunque lo ideal es que lo hagas casi todos los días.

4. Es preciso que uses un calzado y una ropa adecuada que facilite el mecanismo termorregulador de tu organismo. No uses elementos plásticos que impidan la transpiración de tu cuerpo con la pretensión de adelgazar.

Ejercicios de yoga

Este ejercicio lo pueden realizar niños o adultos, con toda seguridad:

1. Selecciona una superficie cómoda.

2. Recuéstate extendido sobre tu espalda.

3. Tus piernas debe quedar ligeramente separadas y los brazos a ambos lados del cuerpo levemente separados con las palmas de las manos hacia arriba.

4. Cierra tus ojos y respira en forma normal y completa.

5. Siente tus pies y piernas y afloja todos sus músculos.

6. A continuación toma conciencia de tu estómago y pecho, afloja todos sus músculos.

7. Visualiza tus músculos de la espalda, brazos y hombros; relájalos.

8. Haz lo mismo, con los músculos del cuello y la cara, así vas sintiendo una profunda relajación.

9. Relajado todo tu cuerpo, pon atención a tu respiración y luego imagina un lugar muy agradable donde haz estado alguna vez, tu mente se va aquietando.

10. Sal de la relajación lentamente.

Ejercicios de respiración conciente

Estos ejercicios tienen un gran valor, ya que permite una mejor oxigenación del cerebro. Una respiración amplia neutraliza los efectos devastadores de los tóxicos y oxidantes en el cerebro; el ejercicio lo pueden realizar niños o adultos, con toda seguridad.

El ejercicio consiste en:

1. Realizar ciclos de respiración rítmica, con tiempos controlados de inhalación y exhalación, manteniendo los ojos cerrados.

2. Se usa una posición básica de yoga, sentado en flor de loto.

3. Se hacen 10 respiraciones abdominales, usando 5 segundos para meter el aire a los pulmones y 5 para sacarlo inmediatamente.

4. Se hacen 10 respiraciones torácicas, usando 5 segundos para meter el aire a los pulmones y 5 para sacarlo, seguidas de:

5. 10 respiraciones claviculares, usando 5 segundos para meter el aire a los pulmones y 5 para sacarlo, finalmente

Se hacen 30 respiraciones alternando abdomen, tórax y clavículas para respirar, usando 5 segundos para meter el aire a los pulmones y 5 para sacarlo.

Para iniciar tu programa de actividad física sigue las siguientes recomendaciones:

❑ Inicia tu plan de actividad física lentamente y progresa de manera gradual.

❑ Ejercítate con regularidad.

❑ Desarrolla un plan de actividad que mejore tu movilidad y tu fuerza.

❑ Realiza los ejercicios en forma lenta y suave, respirando con tranquilidad.

❑ Utiliza calzado y suelas que amortigüen los impactos.

Con un adecuado control médico puedes practicar el deporte que elijas, con excepción de los que mencioné anteriormente.

El clima es un factor importante, los ejercicios en climas fríos pueden provocarte una complicación, el clima cálido es mejor, pero no te expongas a una deshidratación severa o a un golpe de calor.

La bicicleta fija te ayudará a mantener un buen estado físico y a mejorar la función cardiorrespiratoria.

Procura realizar ejercicios de calentamiento antes de empezar cualquier rutina.

La caminata o el trote es una buena opción, pero sigue los siguientes pasos, para iniciar un programa seguro:

1. Se inicia el trote durante un período de tiempo en el que no sientas cansancio o falta de aire.

2. Continúa con esta misma actividad todos los días durante una semana.

3. Incrementa la carga anterior un minuto semanalmente hasta lograr trotar durante 20 minutos.

4. A partir de esta actividad, el incremento en el tiempo será de dos minutos semanalmente hasta llegar a trotar 30 minutos.

Para desarrollar un programa de bicicleta fija:

1. Se inicia el pedaleo sin resistencia o en mínima resistencia a 15 km/hr durante un período de tiempo en el que no sientas cansancio o falta de aire (10 minutos por lo menos).

2. Continúa con esta misma actividad todos los días durante una semana, y después,

3. Incrementa la carga anterior dos minutos semanalmente hasta lograr pedalear durante 30 minutos.

4. Al llegar a esta parte del programa aumenta 5 km/hr por ciclo y se reinicia el ciclo, hasta llegar a 30 km/hr y se mantiene el programa.

XXIII. AROMATERAPIA

Desde la antigüedad muchas culturas han utilizado raros y exóticos aromas en ceremonias religiosas, con propósitos medicinales o simplemente para atraer sexualmente a otras personas. Al ser efectivos y lograr su cometido, les otorgaban poderes mágicos a determinadas sustancias.

Actualmente las investigaciones se enfocan en conocer cómo activan los olores los diferentes campos del cerebro para corroborar que, indudablemente, influyen sobre, por ejemplo, el aprendizaje, la memoria, la agresividad, la respuesta sexual, el control del dolor, la relajación muscular, el sueño, en fin en todas las funciones y controles cerebrales.

Bajo esta base científica nace la aromaterapia, una rama de la medicina alternativa que utiliza los aceites esenciales de ciertas plantas como método terapéutico para promover la salud en procesos físicos y anímicos. Aplicados directamente en el cuerpo como masajes y baños, o a través de olores, permiten relajarte, estimularte, eliminar el estrés y también aliviar ciertos dolores, molestias corporales y en el control de las crisis convulsivas.

Y lo mejor de la aromaterapia es que la puedes aplicar fácilmente en tu vida diaria, sin necesidad de tener extensos conocimientos sobre el tema o complicados instrumentos. Sólo necesitas dedicarte un tiempo para atender tu cuerpo y tu cerebro.

Los aceites esenciales poseen muchas propiedades que provocan estímulos en el ser humano y se convierten en un invalorable elemento de bienestar.

La mayoría de las plantas medicinales son aromáticas y producen esencias, que son extraídas por destilación y presión, y algunos otros métodos para algunas especies en particular.

Los aceites esenciales biológicos para aromaterapia constituyen la esencia de una sola planta. Cada planta despide su propio aceite esencial, sean hierbas, especias, resinas, hojas o flores. Pueden usarse a muchos niveles: psíquico, emocional, mental y espiritual. Son ideales cuando se usan en combinación con otras terapias, especialmente en el caso de los pacientes epilépticos que no deben descuidar todo su esquema terapéutico, aunque por sí solas producen espectaculares efectos en ellos.

Los aceites esenciales se obtienen de plantas recogidas en el mundo entero, y en general tienen alta calidad y pureza y derivan de especies botánicas clasificadas.

El modo de actuar de los aceites esenciales es a través del olfato armonizando los estados psíquicos emocionales y espirituales, el sentido del olfato está relacionado a las funciones del sistema nervioso por estar directamente conectado con el cerebro donde se encuentra el centro de las emociones, también el espacio de muchas actividades vitales de nuestro organismo, como el sueño, la sensualidad, la sed, el control muscular, la conciencia, etc.

La aromaterapia actúa sobre los planos sutiles por ello puede ser utilizada como terapia vibracional, por lo que también ayuda a la meditación, la relajación, visualizaciones, concentración, afirmaciones y a todas aquellas técnicas destinadas a buscar el equilibrio y la armonía interior.

Los aceites esenciales usados de forma correcta no producen ningún efecto desagradable ni contraindicaciones, pero de todos modos las personas que padecen epilepsia y todos en general debemos tener en cuenta las siguientes precauciones:

❏ No ingerirlos.

❏ No exceder la cantidad de gotas ni el tiempo de uso recomendado.

❏ Los pacientes con epilepsia no deben usar aceites de: romero, alcanfor blanco, hisopo, cítricos como el limón y salvia, por ser estimulantes de las funciones cerebrales.

❏ No utilizar en el embarazo: albahaca, alcanfor, mejorana, mirra, clavo de olor, hisopo, enebro, cedro, salvia y romero.

❏ No poner en contacto directo con la piel: canela, clavo de olor, bergamota, jengibre, enebro, canela, limón, menta, pino y tomillo.

❏ No dejar ninguna esencia al alcance de los niños.

❏ No exponerse al sol después de usar sobre la piel: bergamota, pomelo, naranja, limón, cederrón y angélica.

La aromaterapia para prevenir y tratar las crisis epilépticas, se aplican de la siguiente manera:

1. Masajes. 10 gotas en 60 ml. de aceite mineral o de almendras, puedes aprovechar

algunos puntos de acupresión y aplicar el masaje con alguno de los siguientes aceites esenciales en ellos.

2. Aplicación al pañuelo. Aplica en tu pañuelo 2 gotas del aceite esencial. Esta técnica te puede ser de gran utilidad cuando pasas mucho tiempo fuera de casa.

3. Vapor. 7 a 10 gotas diluidas en agua hirviendo y vaporizando, o en un vaporizador. Aplícalas en tu habitación por un periodo de 30 minutos antes de dormir.

4. Perfumes. Aplicar dos atomizaciones en la ropa que vas a usar, de un perfume elaborado con los aceites esenciales enlistados a continuación.

5. Emplastes: Aplicación que se realiza mediante compresas a las que anteriormente se han añadido o han sido bañadas en soluciones con sustancias activas terapéuticas. El tiempo de aplicación es de una hora. Actualmente se utilizan los emplastes colocando directamente sobre la piel, la pomada, linimento o tintura obtenidas, se tapa con un plástico y se cierra con esparadrapo, de forma que quede sin aire exterior; el propio calor corporal con ayuda del plástico hace que la penetración por la piel sea mucho más efectiva. Este método puede aplicarse a los pacientes después de sufrir una crisis, con la finalidad de relajarlo, ayudarlo a descansar, reponerse y prevenir nuevas crisis; la prevención a largo plazo se realizará con los métodos señalados anteriormente.

Los aceites recomendados para el tratamiento de la epilepsia son los siguientes:

Aceite esencial de manzanilla

La manzanilla es una de las más suaves de las esencias, por lo cual su uso calmante se adapta muy bien a los niños que padecen epilepsia.

Perteneciente al elemento agua y de polaridad negativa, este aceite posee propiedades descongestionantes, ya que activa la circulación linfática y desinflama por relajación, al tiempo que ayuda a evitar la retención de líquidos.

En personas susceptibles, irritables, que se enojan con facilidad, los masajes con este aceite en la espalda y el abdomen, así como también aplicado en puntos de reflexoterapia de los pies o de acupresión, producen un efecto calmante y sedante, al tiempo que ayuda a la persona a realizar cambios de actitud en ese aspecto.

Debido a estas propiedades el aceite de manzanilla es ideal para combatir el insomnio, la ansiedad y las crisis epilépticas. Al mismo tiempo, es un efectivo relajante, combatiendo los dolores musculares y las irregularidades producidas por la menopausia.

Es un eficaz armonizador y estabilizador de las energías, ya que actúa sobre las áreas psíquica y física. Ayuda a liberar las tensiones causadas por los inconvenientes cotidianos, actuando como sedante, especialmente cuando existen dolores corporales surgidos como consecuencia de broncas, o rabia.

Las propiedades refrescantes de este aceite, lo han hecho de gran utilidad para combatir las fiebres altas, las gastritis y las enfermedades infecciosas en general; sin embargo, la cualidad más destacada de la manzanilla, es el efecto que tiene en nuestra parte emocional, nos da paz, nos enseña a equilibrar nuestros estados de ánimo proporcionándonos estabilidad. Ya sea utilizada en baños de inmersión, en masaje o impregnando el ambiente mediante el uso de un aromatizador o vaporizador, este aceite permite que nos relajemos tanto física como psíquicamente.

Con los efectos de este aceite esencial podemos ampliar nuestra conciencia, abrirnos a nuevas posibilidades, sin prejuicios, sin oponer resistencia a cada aprendizaje de la vida, con calma, armonía, plenitud y una elevada autoestima.

Aceite esencial de lavanda

La lavanda ha sido una planta muy apreciada en el Mediterráneo, donde su fragancia perfuma los campos y los hogares desde tiempos de los antiguos griegos. Actualmente, no sólo se disfruta de su olor, sino también de sus propiedades curativas, ya que ha demostrado tener numerosas cualidades.

La lavanda o espliego (lavanda angustofolia) es un arbusto de tallos leñosos, ramas de espigas alargadas y flores de color morado que desprenden un aroma intenso y fresco. Dentro de sus componentes destacan principalmente el lanilol, que tiene propiedades energizantes y los taninos, que son útiles como antisépticos, cicatrizantes, antioxidantes y protectores de la piel.

El aceite esencial de lavanda es, junto al del aceite del árbol del té, el único que puede aplicarse directamente sobre la piel, sin ningún problema.

El componente principal de la lavanda es el aceite esencial, que contiene alcoholes terpénicos como el linalol, geraniol y borneol, y sus esteres, entre otras muchas sustancias, son los responsables de sus propiedades sedantes del sistema nervioso central, hipotensoras, antiinfecciosas y bactericidas.

El aroma de la lavanda tiene propiedades sedantes y relajantes. Un vaporizador o atomizador puede ayudar a difundir su fragancia, al igual que aplicar unas gotas de su aceite sobre la almohada a la hora de dormir para tener una mejor calidad de sueño.

Tiene propiedades antiespasmódicas que pueden contribuir a aliviar los dolores musculares y a relajar zonas de tensión o espasmos. Para ello, no hay más que masajear con tres o cuatro gotas de aceite esencial en la zona alterada, hasta sentir cómo se relaja.

Su aroma floral y fresco nos conecta con nuestra paz interior. Entre otras propiedades de la lavanda, encontramos que es sedante, relaja la tensión nerviosa y la ansiedad, calma las quemaduras y el prurito, desinflama las hemorroides, descontractura los músculos y es repelente de insectos.

La lavanda es un remedio eficaz para calmar los nervios y en caso de ansiedad, irritabilidad, insomnio, crisis epilépticas, taquicardia y migrañas. Es también excelente como tónico digestivo ya que ayuda a expulsar los gases.

Se puede elaborar alcohol de lavanda de la siguiente manera: añade a un litro de alcohol de 90º unos 30 gramos de esencia de lavanda, déjala macerar durante dos días, fíltrala y conserva el producto en un recipiente hermético y en lugar oscuro. El alcohol de lavanda es muy útil para dar masajes y calmar contracturas, convulsiones y tensiones musculares. No debe ingerirlo el paciente epiléptico, su uso debe ser exclusivamente externo.

El aceite esencial puede provocar dermatitis al contacto con personas sensibles y en dosis elevadas es neurotóxico.

Aceite esencial de Ylang Ylang

Los árboles que producen este aceite esencial son originarios de filipinas y se han extendido por todas las regiones tropicales de Asia. Dicho árbol puede llegar a medir 30 metros de altura, su corteza es suave y tiene unas grietas poco profundas. Sus ramas son pendulares como las de un sauce llorón.

Sus hojas son grandes de hasta 20 cm, ovaladas y brillantes con el envés un poco peludo. Sus flores se agrupan en racimos, al principio son verdosas, pero luego se convierten en amarillas y muy olorosas, unos 20 días más tarde. El árbol tiene flores constantemente, aunque son más abundantes en la estación húmeda. El fruto del Ylang-Ylang es verdoso y en el interior contiene gran numero de semillas.

Son muchas las variedades de este árbol las que se utilizan para obtener el aceite esencial, siendo aquellos árboles cuyas flores son más pequeñas las que dan un aceite de perfume más delicado. Un árbol de 5 años de edad puede producir 5 kg de flores anuales.

Su flor se la conoce como la "la flor de las flores" y es muy utilizada como flor ornamental; además tiene un aroma similar al del jazmín, del que se dice que tiene propiedades afrodisíacas. Su aceite esencial, con sus propiedades antisépticas y calmantes, se utiliza desde hace mucho tiempo en el tratamiento de la taquicardia. La esencia de esta flor se utiliza con frecuencia en la perfumería y está presente en perfumes, jabones, aguas de toilette con aromas cálidos y florales. En aromaterapia es muy apreciada por sus propiedades calmantes y relajantes.

Es ampliamente usado en perfumería y cosmética por su aroma extremadamente exótico; es un buen antidepresivo y antiepiléptico, afrodisíaco y sedante; pude usarse para ayudar a personas que tienen una dificultad sexual producida por estrés y ansiedad. Es utilizado para tratar estados de tensión nerviosa, insomnio e hiperactividad.

Es ideal para aromatizar la habitación, para aumentar el estado de sensualidad y seducción, debido a que es del tipo de aroma que combina con el cuerpo humano a diferencia de por ejemplo, los cítricos que dan la sensación de frescura y de espacios abiertos. Ayuda a crear una sensación de paz y dispersa angustias que dificultan la meditación, curaciones y cualquier otra actividad espiritual. Hay que tener en cuenta que es muy soporífico, por esto debe manejarse con cuidado en una sesión de meditación.

Para algunas personas su aroma puede ser excesivo, y especialmente para los pacientes epilépticos, aunque es efectivo, es necesario rebajarlo en las dosis señaladas para evitar una estimulación excesiva de la región olfatoria del cerebro.

XXIV. CROMOTERAPIA EN LA EPILEPSIA

El empleo adecuado del color como elemento curativo, no es una nueva tendencia, no fue inventado o descubierto recientemente. Se utilizaba en la Era de Oro de Grecia, en los templos de luz y color de Helipolis en el antiguo Egipto y en las antiguas civilizaciones de la India y la China.

Existen antiguos textos en la India que mencionan el uso de la cromoterapia, antes de la existencia de la luz eléctrica, se utilizaban cajas con pantallas de seda de color, iluminadas por velas.

Se sabe que la combinación, exposición y mezcla de diversos colores influye, no sólo en el estado anímico, sino en la forma en que se percibe la vida en general. El sistema espectro-cromático explica el origen de la curación por luz, por un proceso que se llama entonación del aura luminosa del cuerpo humano, sus resultados terapéuticos han sido sorprendentes.

La importancia de estudiar química orgánica, radica en el hecho de que, pululan infinidad de cromoterapeutas que ofrecen explicaciones exclusivamente mágico-religiosas a esta técnica curativa, despertando sospechas y desconfianza en la gente con mente racional y con formación científica. Situación que puede desalentar a muchas personas.

Pero los movimientos y cambios moleculares producidos por la luz y ampliamente conocidos en estereoquímica como isómeros, son una realidad ya estudiada y también los efectos combinados del magnetismo y la luz, han dado nacimiento a la resonancia magnética nuclear como herramienta de diagnóstico médico, que se basa en el hecho de que los núcleos de ciertos átomos giran sobre su propio eje, generando al hacerlo, un momento magnético y actúan como diminutos imanes de barra. El núcleo del átomo de hidrógeno tiene esta propiedad y es el que se analiza por la espectroscopia de resonancia magnética nuclear para obtener información sobre la anatomía y el funcionamiento de órganos y células. La curación por luz es la medicina del futuro.

Las frecuencias más bajas dan la sensación del rojo y las más altas, del violeta. Las intermedias revelan el resto de los colores del arcoiris. Se han estudiado los beneficios de los colores en el organismo, y han determinado cómo las vibraciones de cada color influyen de manera diferente.

Hay que recordar que el cuerpo humano está dotado de una especie de programación automática, en la que nuestro organismo aprovecha todas las reacciones químicas que lo nutren o fortalecen y deshecha todo lo que le perjudica. Y que esas reacciones químicas se dan por trillones a cada instante, mismas que al polarizar las moléculas presentes en cada célula, aumentan las posibilidades terapéuticas del organismo.

Estas son las propiedades generales de cada uno de los colores:

a) verde: Es bueno para los nervios, la úlcera y los resfriados. Se usa para equilibrar el corazón, las dolencias cardíacas, los problemas circulatorios y la hipertensión. Es sedante y beneficioso para las histerias y las neuralgias. Promueve la ingeniosidad, con lo cual será más fácil encontrar soluciones afectivas a los problemas.

b) rojo: Es el color de la energía y la vitalidad universal. Sirve para curar las parálisis y los problemas relacionados con la presión arterial y la mala circulación. Un contacto frecuente con el rojo permite a las personas con tendencia a la depresión, superarla con mayor rapidez. Se puede utilizar en estados de fatiga severa, decaimiento y anemias. Estimula la sexualidad y tonifica los sistemas nervioso y circulatorio. Es el antídoto perfecto contra el temor y la timidez.

c) anaranjado: Es símbolo de prosperidad y orgullo. La sombra de este color se usa para incrementar la inmunidad, para aliviar los dolores de riñones, disolver los cálculos renales. Las hernias y las apendicitis también pueden curarse con este vibrante color. Puede afectar los proceso de asimilación, circulación y distribución de la energía, por lo tanto puede ser utilizado en los procesos pulmonares, renales, del sistema nervioso y de disfunción sexual. El color anaranjado promueve la moderación. Evita los extremos.

d) azul: Simboliza la energía y la serenidad. Reduce la fiebre, calma los dolores y alivia los problemas respiratorios. Es astringente y antiséptico. Reduce las tensiones y elimina las ideas obsesivas. Puede desarrollar nuestra expresión creativa. El azul celeste se usa para tratar las dolencias que giran alrededor de la garganta, los problemas respiratorios superiores y de las tiroides. El azul marino o índigo se usa para tratar las afecciones visuales, las dificultades auditivas y olfativas.

e) amarillo: Se asocia con la alegría y la felicidad. Le brinda energía al sistema linfático y sirve para la diabetes. Regula el proceso digestivo, por lo que puede usarse contra las dolencias del estómago, del hígado y del páncreas. Estimula y favorece la oxigenación. Contribuye en perfeccionar la tarea de la personalidad.

f) violeta: Está asociado con poderes psíquicos y espirituales. Sirve para tratar los nervios, los desórdenes emocionales. El violeta es además muy efectivo para aminorar los dolores causados por la artritis. Ayuda a purificar la sangre y detiene la evolución de los tumores. Se ha utilizado para tratar la ciática, la meningitis y la epilepsia. Puede evitar el insomnio y los problemas de la visión. El mal uso del color violeta puede producir obsesión, crueldad, injusticia e intolerancia. Su uso prudente produce compasión, devoción, lealtad, idealismo y gracia.

Tratamiento de la epilepsia con color naranja

El naranja es una mezcla de rojo y amarillo y simboliza al sol naciente, la aurora, el alba. El dar color naranja implica soltar, relajar, abandonar. Las personas dormilonas deberían llevar gafas con cristales de color naranja durante un cuarto de hora cada mañana. El color naranja posee una acción liberadora sobre las funciones mentales y corporales, combina la energía física con la sabiduría mental, induce a la transmutación entre la naturaleza inferior y la superior, agota las tendencias mórbidas ayudando a desenvolver y desarrollar la mentalidad, por eso se le suele llamar rayo de sabiduría. El efecto del naranja sobre la mentalidad es agregar la asimilación de nuevas ideas, para inducir la iluminación mental con un sentimiento de libertad de las limitaciones. La luz naranja ayuda a inducir tolerancia y al mismo tiempo fortalece la voluntad.

Este color representa el entusiasmo, la felicidad, la atracción, la creatividad, la determinación, el éxito, el ánimo y el estímulo. Es un color cítrico, que se asocia a la alimentación sana y al estímulo del apetito.

Este color invita a arriesgarse y a confiar en la intuición. El anaranjado resulta muy útil si no puedes superar hechos del pasado, pues elimina las inhibiciones y la parálisis psicológica en caso de que temas ir hacia adelante, así como el miedo para disfrutar del placer sexual.

La visión del color naranja produce la sensación de mayor aporte de oxígeno al cerebro, produciendo un efecto vigorizante y de estimulación de las funciones cerebrales.

Es un color muy caliente, por lo que produce sensación de calor. Sin embargo, el naranja no es un color agresivo como el rojo. En la naturaleza encontramos muchas frutas y verduras de cáscara color naranja; zanahorias, calabazas, naranjas, mandarinas, melones, mangos, duraznos, son de color naranja o naranja rojizo, por lo que éste es un color asociado a la alimentación.

El naranja se usa para el tratamiento de casos de: asma crónica, fiebre flemática, cálculos biliares, bronquitis, tos húmeda, epilepsia, parálisis, cólera, etc., inflamación de los riñones, prolapso, cese de la menstruación, debilidad mental, depresión, artritis, reumatismo crónico, etc.

Si el color naranja se usa en exceso puede provocar ansiedad, por lo tanto debe de usarse con cierta moderación.

El color se administra a través de rayos de luz coloreada, el agua solarizada, la elección de alimentos según su color, la coloración ambiental, los vestidos, etc.

Mientras acudes con un medico especializado en cromoterapia, aprovecha los alimentos en los que dominan estos colores, usa ropa y ambienta tus habitaciones con naranja.

Estimulación ocular con violeta y amarillo

La aplicación ocular breve consiste en utilizar una lámpara de mano que no sea muy potente para usarla con el filtro del color correspondiente, en una aplicación hacia los ojos abiertos, durante siete segundos en cuatro ocasiones, con un minuto de espera entre cada aplicación. En los casos de aplicación ocular, sea breve o no, se coloca la fuente luminosa a 45 grados, de tal manera que quede de lado. El hecho de que la luz utilizada ocularmente sea tenue, es importante para no lesionar el órgano de la vista y no resulte desagradable para quien la recibe. Al final de las aplicaciones deberá colocarse un antifaz sobre los ojos para mantenerlos aislados de la luz ambiental durante un periodo que varia entre 5 y 20 minutos. Las aplicaciones oculares normalmente buscan regular las reacciones psíquicas.

Dosis: Para el tratamiento de pacientes con epilepsia, aplicaremos 4 minutos de color violeta y posteriormente con amarillo haremos 4 aplicaciones de 10 segundos.

COMENTARIO FINAL

La epilepsia no tiene por qué ser un padecimiento esclavizante que limite tu vida y tus sueños, no tiene porque mantenerte detenido en el camino de la vida, ni marginado de la sociedad. No tienes porqué sentirte mal, menos o castigado por padecer una enfermedad curable como muchas otras enfermedades.

Tu vida es muy valiosa, y ahora tienes todo para subir tu autoestima, emprender el vuelo y demostrarte a ti mismo que puedes lograr todo lo que te propongas hacer. Si cambiaste tus malos hábitos por un estilo de vida naturista, estás en camino de cambiar tu vida para siempre y deshacerte de ese gran peso llamado epilepsia.

Disfrutar de la vida es parte del naturismo, comer de forma saludable, deleitarse con esos deliciosos, nutritivos y milagrosos manjares que nos mandó Dios y que conocemos como frutas, hacer ejercicio, acercarnos a las esencias de las plantas, no parece ser ningún martirio, al contrario, forma parte de gozar y vivir plenamente.

Tienes frente a tus ojos una nueva forma de vivir y ver el futuro, con optimismo, esperanza y alegría, sólo hace falta que tus pensamientos los dirijas hacia ese futuro, te prepares para salir airoso de tus nuevos retos y comenzar a caminar hacia tus sueños, con la seguridad de que muy pronto te habrás olvidado de que algún día sufriste por la epilepsia y eso no volverá a suceder.

Espero que este libro te haya ayudado a mejorar tu calidad de vida y a sentirte libre...

Bienvenidos al Mundo Naturista del Dr. Abel Cruz.

Jesús bajó con ellos
y se detuvo en un lugar llano.
Había allí un grupo impresionante
de discípulos suyos y una cantidad
de gente procedente de toda Judea
y de Jerusalén, y también de la costa de Tiro
y de Sidón.

Habían venido para oírlo
y para que los sanara de sus enfermedades;
también los atormentados
por espíritus malos recibían curación.
Por eso cada cual trataba de tocarlo,
porque de él salía una fuerza
que los sanaba a todos.

Lc. 6, 12-19

**Con infinito amor
para todos mis hermanos
y amigos....**

Dr. Abel Cruz

OTROS TÍTULOS

- Tumores en los senos
- Impotencia sexual y enfermedades de la próstata
- Sáquele jugo a sus frutas
- Artritis
- Epilepsia
- Hernia Hiatal qué es, cómo se previene y cómo controlar sus síntomas
- Andropausia: Climaterio del Hombre, su control natural
- Mis curaciones con remedios naturales

Esta edición fue impresa por:
D' RODRIGUEZ IMPRESORES
C. Petlacatl #16 Col. Jorge Jiménez Cantú
Tlaln. Edo. de Méx. C.P. 54190 **Tel. 55-69-69-29**